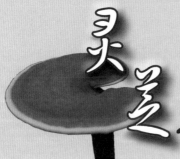

灵芝与肿瘤防治

林志彬　编著

北京大学医学出版社

LINGZHI YU ZHONGLIU FANGZHI

图书在版编目（CIP）数据

灵芝与肿瘤防治 / 林志彬编著 . —北京：北京大学医学出版社，2022.7（2023.5 重印）
ISBN 978-7-5659-2667-9

Ⅰ.①灵…　Ⅱ.①林…　Ⅲ.①灵芝－抗肿瘤作用
Ⅳ.① R282.71 ② R961

中国版本图书馆 CIP 数据核字（2022）第 103767 号

灵芝与肿瘤防治

编　　著：林志彬
出版发行：北京大学医学出版社
地　　址：（100191）北京市海淀区学院路 38 号　北京大学医学部院内
电　　话：发行部 010-82802230；图书邮购 010-82802495
网　　址：http://www.pumpress.com.cn
E-mail：booksale@bjmu.edu.cn
印　　刷：北京金康利印刷有限公司
经　　销：新华书店
责任编辑：高　瑾　责任校对：靳新强　责任印制：李　啸
开　　本：880 mm×1230 mm　1/32　印张：4.25　字数：100 千字
版　　次：2022 年 7 月第 1 版　2023 年 5 月第 5 次印刷
书　　号：ISBN 978-7-5659-2667-9
定　　价：28.00 元

作者简介

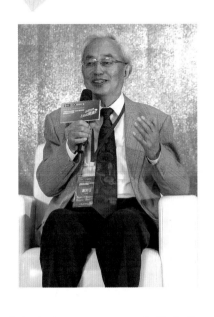

　　林志彬（Lin Zhi-Bin）北京大学医学部基础医学院药理学系教授、博士生导师，原北京医科大学副校长。先后担任美国芝加哥伊利诺斯大学访问学者，俄罗斯彼尔姆药学研究院名誉教授，香港大学访问教授等学术兼职。

　　曾任国际养蜂工作者协会联合会（APIMONDIA）蜂疗常设委员会主席、国际药理学与临床药理学联合会（IUPHAR）执委会委员和提名委员会委员、国际灵芝研究学会主席、中国科协全国委员会委员、中国药理学会理事长、中国食用菌协会副会长、国家药典委员会委员、国家药品及医疗器械审评专家、国家自然科学基金会药物药理学科评审组成员等。现任亚洲和太平洋地区药理学家联盟（APFP）执委会委员、中国药理学会名誉理事长、中国食用菌协会顾问、国家食用菌工程技术研究中心和国家菌草工程技术研究中心专家技术委员会委员等社会兼职。

2020 年入选斯坦福大学（Stanford University）和爱思唯尔集团（Elsevier Science）发布的世界位居前2% 的科学家（World's Top 2% Scientist）中的"终身科学影响力（1960—2019）"榜单。

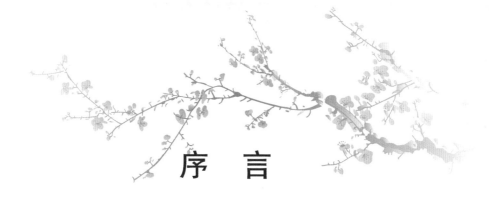

序　言

肿瘤治疗是全球医药学界十分关注的重大课题，也是老大难课题。针对肿瘤的外科手术、放射治疗、化学治疗、靶向治疗以及基因治疗，虽然有一定进展，但多数肿瘤患者的平均 5 年生存率仍然徘徊在 30% 左右。其中，乳腺癌的平均 5 年生存率可达到 70%，结直肠癌为 40%，宫颈癌和卵巢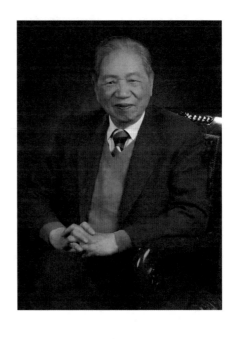癌为 30% 左右，鼻咽癌为 20% ～ 40%，胃癌低于 20%，肺癌及食管癌约为 10%，肝癌则甚少达到 3%，多数仅生存不及 1 年，胰腺癌 1 年生存率也仅为 17% 左右。迄今，肿瘤对于全人类的安全生存，仍是极大的威胁。

过去，医学界一直认为肿瘤是身体自身细胞异常增生和扩散的结果，在治疗上更多考虑如何消灭肿瘤细胞，而忽视全身性因素对肿瘤发病的影响。临床实践证明，肿瘤患者的精神状态、免疫功能状态、机体功能状态等，都影响肿瘤的发生、发展和预后，需要认真对待。目前，中医辨证施治的整体观在肿瘤治疗中具有重要作用，特别是中西医结合肿瘤治疗取得了较大进展。

灵芝是我国久负盛名的扶正固本中药，临床及基础研究证明其多糖、三萜类化合物及小分子蛋白等，具有较好的免疫调节作用及一定的抑制肿瘤作用，可改善患者机体功能状态，并能减轻放化疗的副作用，故灵芝已广泛地用于肿瘤的辅助治疗。北京大学医学部林志彬教授是国际著名的灵芝研究科学家，他在对灵芝免疫调节作用和抗肿瘤作用的系统研究基础上，结合国内外文献资料，编著了《灵芝与肿瘤防治》一书，对灵芝的基本知识、中医药学研究、抗肿瘤药理作用及其机制、临床应用都作了详尽的阐述，并对灵芝产品也作了评介。这是一部兼具科学性和普及性的实用图书，有助于推广应用灵芝辅助治疗肿瘤。是以为序，并乐为之推荐。

中国科学院院士、中国中西医结合学会名誉会长

陈可冀

2022 年春于北京西郊

前　言

　　灵芝抗肿瘤作用的药理研究始于 20 世纪 70 年代，90 年代初开始在民间用于辅助治疗肿瘤，随后逐渐开启了灵芝辅助治疗肿瘤的临床研究。最近，笔者以"灵芝"和"肿瘤"作为篇名的关键词，检索中国知网（CNKI）和美国国立卫生研究院（NIH）网站（PubMed）中学术期刊发表的有关灵芝与肿瘤的文章，分别为 200 篇（1981—2021）和 362 篇（1989—2022），约占此二网站收录的灵芝研究论文总数的 6%。这些论文主要报道灵芝抗肿瘤作用的有效成分、抗肿瘤药理作用及其机制、辅助化疗或放疗治疗肿瘤的临床研究，后者较少，不到论文总数的十分之一。

　　多年来，出于对灵芝临床研究的重视，我致力于收集国内外发表的灵芝临床研究论文，基本上做到了应收尽收。目前，已收集到 50 余篇灵芝辅助治疗肿瘤的临床研究论文，几乎涵盖了上述两个网站中的全部临床研究论文。这些论文的质量参差不齐，在撰写《灵芝与肿瘤防治》前，我仔细阅读并分析了这些论文，从中选出了一些基本上符合随机对照临床试验设计的论文，在书中予以介绍。

　　本书共分 8 章，详尽地介绍灵芝防治肿瘤的有关知识，使读者阅读后能科学地理解灵芝的抗肿瘤作用，合理地应用灵芝防治肿瘤。书中"灵芝的生物学特性和人工栽培""灵芝产品"两章让读者从生物学角度对灵芝有一较全面的认识，并对灵芝产品及其生产有初步了解，这有助于提高读者辨别产品真伪、质量高低的能力，增强对夸大不实宣传的抵抗力。"古代中医药学对灵芝的论述"和"灵芝现代医药研究概况"两章则分别介绍古代中医药学者对灵芝的有关论述，以及现代医药学对灵芝有效成分、质量控制、药理作用和临床应用的概况，作为阅读灵芝防治肿瘤章节的基础知识。占全书较大篇幅的"灵芝的抗肿瘤药理作用"和"肿瘤治疗方法和灵芝防治肿瘤概述""灵芝增强肿瘤患者化疗与放疗的临床疗效和改善肿瘤患者免疫功能""灵芝提高肿瘤患者生活质量和减轻化疗与放疗的毒性"四章，全面介绍了灵芝抗肿瘤药理作用及其机制，以及临床上灵芝辅助化疗或放疗的疗效报告。这些临床试验报告初步证明，灵芝制剂能增强化疗或放疗的疗效，改善患者的免疫功能，提高生活质量，减轻化疗或放疗的毒副作用。

为方便读者阅读，特将《中华人民共和国药典（2020 年版）》一部收载的灵芝项下的内容作为附录，列于书后，供读者参考。

为节省篇幅，参考文献中主要列出了书中介绍的临床研究文献，供读者查阅。未列出参考文献的内容均出自《灵芝的现代研究（第 4 版）》《灵芝从神奇到科学（第 3 版）》和《灵芝的药理与临床》三本书（见参考文献[1-3]）。

承蒙北京大学医学出版社大力支持本书的出版；中国科学院资深院士、中国中西医结合学会名誉会长、国医大师陈可冀教授为本书撰写序言，特此一并致谢！

林志彬

2022 年春于北京

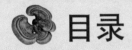

目录

参考文献 / 113

附录 / 117

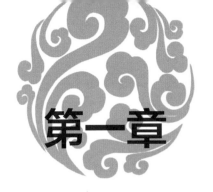

第一章

灵芝的生物学特性和人工栽培

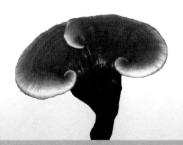

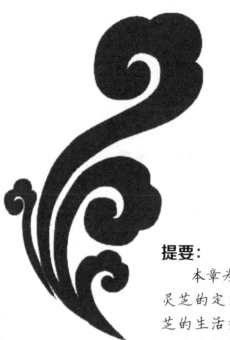

提要：

    本章为方便读者阅读后续章节，简介灵芝的定义、灵芝在自然界的地位、灵芝的生活史、几种常用灵芝的形态特征以及灵芝的人工栽培方法。

第一节　灵芝的定义

在植物学中，灵芝属于低等植物中的真菌门，担子菌纲，多孔菌科，灵芝属真菌，灵芝一词有两种含义，一种是泛指灵芝属真菌的子实体，另一种是特指赤芝的子实体。

灵芝属中包括：灵芝亚属（灵芝组、紫芝组）、粗皮灵芝亚属、树舌灵芝亚属真菌，在我国广泛分布，有百余种。但仅少数可用作中药材或生产保健品的原料，如灵芝［赤芝，*Ganoderma lucidum*（Leyss.ex.Fr）Karst］、紫芝（*Ganoderma sinense* Zhao，Xu et Zhang）、松杉灵芝（*Ganoderma tsugae* Murr）、薄盖灵芝［薄树芝，*Ganoderma capense*（Lloyd）Teng］。

《中华人民共和国药典（2020年版）》（一部）灵芝项下收载了赤芝和紫芝的子实体，作为法定中药材（图1-1，图1-2）。《美国药典会修订公报（2014）》《欧洲药典（2018）》也把灵芝（*Ganoderma lucidum*）子实体定义为灵芝[4-5]。《真菌类保健食品申报与审评规定（试行）》将灵芝（赤芝）、紫芝和松杉灵芝（图1-3）列入可用于保健食品的真菌菌种名单。

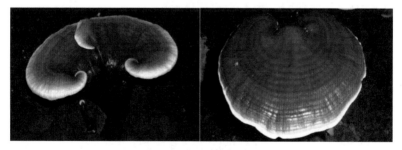

图1-1　灵芝（赤芝，*Ganoderma lucidum*）
左：生长中的灵芝菌盖外缘有淡黄色生长线；右：生长线即将消失，尚未弹射孢子粉的灵芝

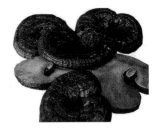
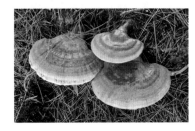

图 1-2　紫芝（*Ganoderma sinense*）　　图 1-3　松杉灵芝（*Ganoderma tsugae*）

第二节　灵芝的生活史

灵芝与所有菇类相似，没有叶绿素，不能通过光合作用合成碳水化合物。因此，它必须营腐生或寄生生活，从现成的有机化合物中获得碳和氮为养料，这种营养方式称为异养。与高等绿色植物不同，灵芝没有根、茎、叶分化，不开花，一年可多次采收。

生长在树木上的野生灵芝或在段木、培养基上人工栽培的灵芝均由两部分构成，其下部深入到树木、段木或培养基中的部分叫菌丝，上面的部分叫子实体（担子果）。

菌丝是灵芝的营养体，外观上呈白色绒毛状，表面有一层白色结晶物，有很强的吸收能力，并能分泌多种酶，分解各种有机物，从而获得生长发育所需的营养。

子实体由菌盖（菌伞）和菌柄构成。菌盖是一伞形的菇状物，呈紫红色或棕红色，表面有油漆状光泽。其质地幼时为肉质，成熟变干后为木栓质。灵芝的菌盖多在菌柄顶端一侧发育，菌柄位于菌盖的一侧。子实体依靠菌丝体提供的营养生长发育，正在生长的菌盖边缘有淡黄色或近白色生长线，成熟时生长线消失，并开始弹射担孢子（孢子）。

在光学显微镜下观察到的灵芝孢子呈卵形，棕色，约（8～12）μm×（5～7）μm 大小。孢壁双层，外壁平滑、无色透明。内壁深棕色，有小棘突。由内壁包围的空腔里面充满浓稠的细胞质，细胞质中有一个细胞核和一个黄色或亮黄绿色的油滴。在电子显微镜下，孢壁外层表面有许多小凹坑及小孔。

灵芝孢子是灵芝的生殖细胞，具有繁殖后代的作用。在自然界只有极少数灵芝孢子被弹射出去后，能飘落到朽木等适合生长的地方，萌发成一次菌丝，进一步发育成二次菌丝，二次菌丝在条件合适的情况下发育成三次菌丝，形成子实体，在子实体发育的后期分化出担子层，每个担子上又发育担孢子。这个由孢子到孢子的过程称为灵芝的生活史（图1-4）。

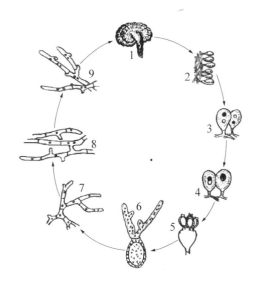

图1-4 灵芝生活史
1.子实体；2.子实层局部放大；3.担子；4.担子内核配；5.担子产生担孢子；6.担孢子萌发；7.单核菌丝；8.2条单核菌丝间的质配；9.双核菌丝

第三节 常用灵芝的形态特征

一、赤芝 *Ganoderma lucidum*（Leyss.ex.Fr.）Karst.

子实体形态特征：一年生，木栓质，有柄。菌盖肾形、半圆形或近圆形、12 cm×20 cm，厚可达 2 cm；盖面黄褐色至红褐色，有时向外渐淡，盖缘为淡黄褐色，有同心环带和环沟，并有纵皱纹，表面有油漆状光泽；盖缘钝或锐，有时内卷。菌肉淡白色至材白色，近菌管部分常呈淡褐色或近褐色，木栓质，厚约 1 cm。菌管淡白色、淡褐色至褐色，有时也呈污黄色或淡黄褐色，每毫米间有 4～5 个。菌柄侧生或偏生，罕见近中生，近圆柱形或扁圆柱形，粗 2～4 cm，长 10～19 cm，表面与盖面同色，或呈紫红色至紫褐色，有油漆状光泽。菌丝近无色至褐色，有分枝，多弯曲，直径 1.5～6 μm，壁厚无隔膜，罕见锁状联合。孢子卵形，呈淡褐色至黄褐色，内含一油滴，（8.5～11.2）μm×（5.2～6.9）μm 大小，顶端常平截，双层壁、内孢壁呈淡褐色至黄褐色，有突起的小刺，外孢壁平滑，无色（图 1-5，图 1-6）。

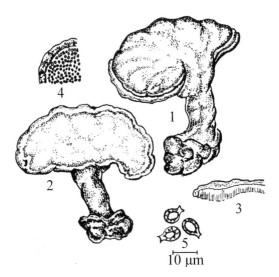

图 1-5　灵芝（赤芝，*Ganoderma lucidum*）

1.灵芝的菌盖面；2.子实体子实层面；3.子实层面放大；4.纵断面；5.孢子（引自：林志彬.灵芝的现代研究.第 3 版.北京：北京大学医学出版社，2007：20.）

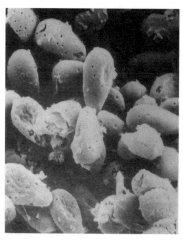

图 1-6　电镜下的赤芝孢子（α = 300）

（引自赵继鼎，张小青. 中国真菌志. 第 18 卷. 灵芝科. 版图 V-4. 北京：科学出版社，2000.）

二、紫芝 *Ganoderma sinense* Zhao，Xu et Zhang

子实体一年生，木栓质至木质，有柄。菌盖半圆形、近圆形或近匙形，（2.5 ～ 9.5）cm×（2.2 ～ 8）cm 大小，厚 0.4 ～ 1.2 cm，盖面呈紫黑色、紫褐色至近黑色，具有油漆状光泽，有明显的同心环沟和纵皱，或者不明显；盖缘薄或钝，常近似截形，颜色稍浅或呈浅黄褐色。菌肉褐色至深褐色，厚 0.1 ～ 0.3 cm。菌管长 0.3 ～ 1 cm，褐色、灰褐色至深褐色；管口污白色、淡褐色至深褐色，每毫米间有管口 5 ～ 6 个。菌柄侧生，背侧生或偏生，圆柱形或扁柱形，长 7 ～ 19 cm，粗 0.5 ～ 1 cm，与盖面同色或更深，有油漆状光泽。菌丝无色至深褐色，有分枝，直径 1.7 ～ 5.2 μm，无隔膜，罕见锁状联合，壁较厚。孢子卵形或顶端平截，（9.5 ～ 13.8）μm×（6.9 ～ 8.7）μm 大小，双层壁，外壁平滑，无色，内壁有明显的小刺，淡褐色（图 1-7，图 1-8）。

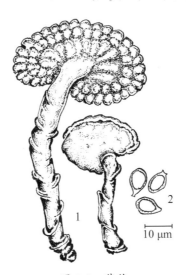

图 1-7　紫芝

1. 子实体；2. 孢子

（引自：林志彬. 灵芝的现代研究. 第 3 版. 北京：北京大学医学出版社，
2007：23.）

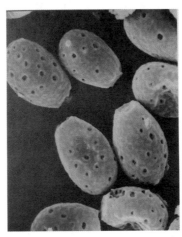

图 1-8　电镜下的紫芝担孢子（×2500）

（引自赵继鼎，张小青. 中国真菌志. 第 18 卷. 灵芝科. 版图 V-3. 北京：
科学出版社，2000.）

三、松杉灵芝 *Ganoderma tsugae* Murr.

子实体一年生。木栓质，有柄。菌盖肾形、半圆形或近扇形，（5～9）cm×（7～13.5）cm 大小，厚 1～3 cm，盖面呈红褐色，污红褐色至紫红色、紫褐色，具有油漆状光泽、无环带及环沟或有不明显的环带。干后有纵皱纹，盖缘薄或钝，有时内卷。菌肉呈淡肉色、肉色或灰褐色，近菌管处呈淡褐色，厚约 0.5～1.5 cm，菌管淡黄褐色或褐色，长 0.5～1.5 cm；管口近圆形，每毫米间 4～5 个，管口面淡白色，渐变为淡黄褐色至褐色，新鲜时受伤后变为深锈色。菌柄粗而短，长约 4～5 cm，粗 2～3 cm，表面紫黑色，具油漆状光泽，侧生，与菌盖之间呈钝角至近水平状着生。菌丝无色至淡褐色，直径 1.7～4 μm，壁薄，无隔膜，罕见锁状联合，多分支。孢子卵形，顶端常平截，（9～11）μm×（6～8）μm 大小，双层壁。内孢壁呈淡褐色、黄褐色，有小刺，外壁平滑，无色（图 1-9，图 1-10）。

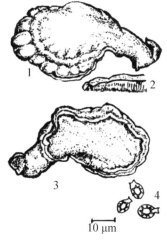

图 1-9　松杉灵芝

1.子实体盖面；2.子实体断面；3.子实体子实层面；4.担孢子

（引自：林志彬.灵芝的现代研究.第 3 版.北京：北京大学医学出版社，2007：21.）

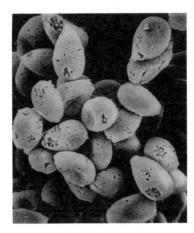

图 1-10 电镜下的松杉灵芝担孢子（×2100）

（引自赵继鼎，张小青.中国真菌志.第18卷.灵芝科.版图Ⅳ-3.北京：科学出版社，2000.）

第四节 灵芝子实体的人工栽培

人工栽培灵芝是将从灵芝子实体中分离出的菌丝接种到段木或人工培养基上，生长发育成子实体。灵芝子实体的人工栽培主要分两个阶段：第一阶段是选择优良菌种和扩大培养菌种，菌种的扩大培养是将少量菌种繁殖扩大到栽培子实体时所需的菌种数量。第二阶段是子实体栽培，即将菌种接种到段木或培养基上，在一定条件下，在菇棚中进行培养，直至子实体生长发育、成熟并采收。

一、段木灵芝栽培法

将灵芝菌种接种在灭菌的段木上，待灵芝菌丝体长满段木后，在菇棚中合适的温度、湿度、光照等环境条件下，便可以长出灵芝子实体。段木灵芝栽培法更接近灵芝的天然生长环境,生长时间要比袋栽灵芝生长时间长,所获的灵芝子实体较大,密度较高,形状好看,其外观与质量较袋栽灵芝好(图1-11)。段木栽培灵芝,在菌丝长满基质后,通常都将段木埋入地下,这样有助于保持温度,有利于灵芝子实体的生长。因此,所选择的埋土场地,其土质、水质的好坏,特别是农药和重金属(铅、砷、汞等)残留是否超标都会影响灵芝子实体的质量,这是由于灵芝菌丝有富集重金属的能力,能将溶于水中的重金属离子吸收,从而造成灵芝子实体铅、砷、汞等重金属含量超标。袋栽灵芝的培养基,如未经严格检验,有时也会有一些对人体有害的物质,这些物质也会残留在灵芝子实体中对人体造成危害。因此,要获得品质好的灵芝,就要有优良的菌种和合格的培养菌丝,并要选择好栽培场地,对栽培灵芝的段木或代料、水质、土质都进行严格检查,在栽培过

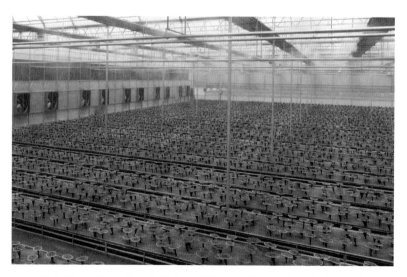

图1-11 菇棚中成熟的段木栽培灵芝,已经有孢子粉弹射出来

程中不使用化学合成的农业杀虫剂，严格控制温度、湿度、光照等栽培条件。

二、袋料栽培法

在聚乙烯或聚丙烯塑料袋中装入培养基，如玉米秸秆、木屑、甘蔗渣、麦麸、糖、石膏粉、碳酸钙等原料，经过高压或常压灭菌，再接种上灵芝菌种。灵芝菌种在培养基中萌发出菌丝，并长满了培养基。在合适的温度、湿度、光照等条件下，会长出灵芝子实体。袋料栽法可节省大量木材，有利于生态循环和环境保护，值得提倡。

三、工厂化栽培法

工厂化栽培，可采用段木或袋料栽培法，灵芝在人工智能控制下生长，自动控制温度、湿度、光照等栽培条件，杜绝农药残留和重金属等污染，产品质量稳定可靠，产量高，可实现全年生产（图1-12）。

四、灵芝孢子粉收集

当灵芝菌盖的淡黄色生长线消失且已开始弹射孢子粉4～5天后，开始进入孢子弹射的旺盛期，此时即应开始收集孢子粉，可持续收集1～2个月。灵芝孢子粉收集方法有多种，如小拱棚地膜收集法、套筒收集法、防雨拱棚布笼收集法以及吸风机吸附法等。无论采取何种方法，要求多收纯度高、品质好的孢子粉，并防止沙土或杂质污染。收集的孢子粉要及时晒干或烘干，备用（图1-13）。

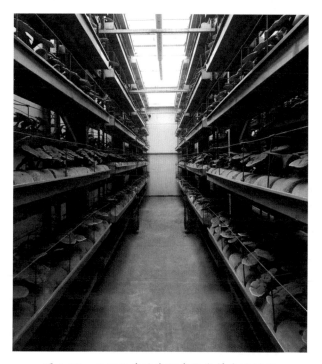

图 1-12 工厂化栽培车间中的袋料栽培灵芝

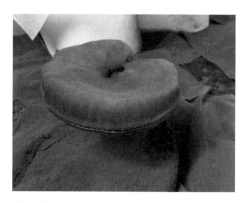

图 1-13 灵芝菌盖上及周围的孢子粉，后面白色纸筒是取下来的套筒

第五节　深层发酵培养灵芝菌丝体

灵芝的深层发酵培养就是利用发酵工程方法获得菌丝体及其所产生的代谢产物，即将灵芝菌丝培养在密闭发酵罐的液体培养基中，强制通入无菌空气进行搅拌，使灵芝菌丝生长、繁殖。最终的发酵产物为菌丝体和含有其代谢产物的发酵液，经过加工后，可制成产品使用。灵芝的深层发酵工艺具有生产周期短、产量大、产品质量稳定、成本低等优点，是目前国内外所采用的一种工业化生产灵芝产品的方法。

灵芝的深层发酵工艺流程如下：菌种→试管斜面培养→摇瓶培养→种子罐培养→繁殖罐培养→发酵罐培养→发酵产品处理。在灵芝发酵过程中，选择适当的培养基，控制发酵条件如菌种接种量、温度、酸碱度、通气量和搅拌速度等均十分重要。可采用监测菌丝体形态、菌丝体浓度、养分消耗、发酵液的外观、黏度等指标作为控制发酵最终产物质量的标准。

深层发酵培养的灵芝菌丝体及其发酵液并不等同于灵芝子实体，所含有效成分及药效也不完全相同。

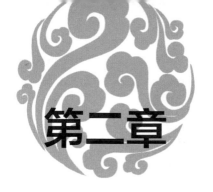

第二章

古代中医药学对灵芝的论述

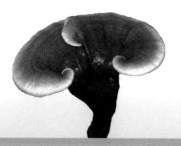

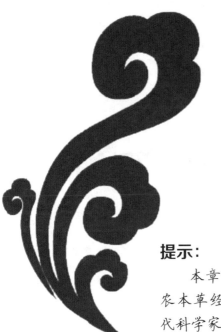

提示：

　　本章介绍考古发现的史前灵芝，《神农本草经》论述灵芝的药性和功效，古代科学家对灵芝的生物学特性、采收、人工栽培、药食兼用等方面的研究和论述。

第一节　考古发现史前灵芝

考古研究发现，在浙江余杭田螺山遗址、南湖遗址和湖州千金塔遗址中出土的灵芝残块，经环境扫描电子显微镜和光学显微镜观测，根据担孢子表观形态鉴定，这些残块为担子菌纲灵芝属真菌（图2-1），经^{14}C放射性同位素质谱分析，距今约4500～6800年。说明在新石器时代早期的河姆渡文化时期，我国先民们已经开始采集并利用灵芝。

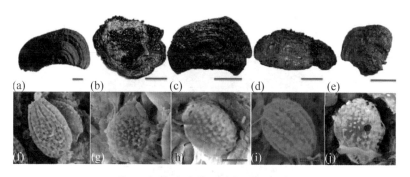

图 2-1　史前灵芝及其担孢子形态

（a）、（b）、（c）、（d）、（e），史前灵芝外观形态；（f）、（g）、（h）、（i）、（j），史前灵芝中担孢子表观形态。（a）的标尺是1 cm，（b）～（e）的标尺是5 cm，（f）～（j）的标尺是2 μm

第二节　《神农本草经》论灵芝

《神农本草经》是以我国传说中农业和医药的始祖神农氏命名的医药学著作，成书于东汉时期，原撰者佚名。此书收载365种药品，并将所载药品分为上、中、下三品，上药"主养命以应天，无毒，多服、久服不伤人"，皆为有效、无毒者。

其中将灵芝类（赤芝、青芝、黄芝、白芝、黑芝和紫芝）列为上药（图2-2）。

《神农本草经》根据中医阴阳五行学说，按五色将灵芝分为赤芝（丹芝）、黑芝（玄芝）、青芝（龙芝）、白芝（玉芝）、黄芝（金芝）五类，另附紫芝（木芝），故称六芝。该书详细描述了此六类灵芝的药性、气味和主治。指出：赤芝"苦，平，无毒"，主治"胸中结""益心气，补中，增智慧，不忘"；黑芝"咸，平，无毒"，主治"癃""利水道，益肾气，通九窍，聪察"；青芝"酸，平，无毒"，可"明目，补肝气，安精魂，仁恕"；白芝"辛，平，无毒"，主治"咳逆上气""益

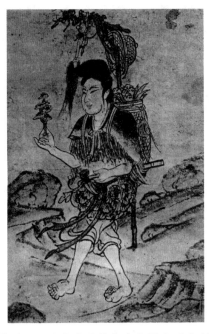

图2-2　神农采芝图　山西省应县佛宫寺木塔内辽代彩绘，画中人物面部丰满，赤足袒腹，披兽皮，围叶裳，负竹篓，举灵芝，行于山石间。研究者认为画中人物可能是神农氏

肺气，通利口鼻，强志意，勇捍，安魄"；黄芝"甘，平，无毒"，主治"心腹五邪""益脾气，安神，忠信和乐"；紫芝"甘，温（平），无毒"，主治"耳聋""利关节、保神、益精气，坚筋骨，好颜色"。还强调此六种灵芝均可"久食轻身不老，延年神仙"。《神农本草经》中对灵芝的这些论述，被其后的历代医药学家尊为经典并引证，沿用至今。

第三节　古代医药学家论灵芝

东晋葛洪（公元281—341）《抱朴子》、唐朝苏敬（公元599—674年）《新修本草》、梁代陶弘景（公元452—536）《神农本草经集注》和《名医别录》以及明朝李时珍（公元1518—1593）《本草纲目》等著作均在《神农本草经》的基础上进一步补充、修正了有关灵芝的论述。

古代学者对灵芝的生物学特性已有一些论述，如《列子》一书中说："朽壤之上有菌芝者"。东汉王充在《论衡》中指出："芝生于土，土气和，故芝草生"。陶弘景亦指出"紫芝乃是朽木株上所生，状如木栭"。这些论述均说明，灵芝生长于"朽壤"或"朽木"之上，且需适宜的生长条件。

古代学者已认识到菌类有别于高等植物，没有根、茎、叶分化，不开花，一年可多次采收。如《礼记注疏》的"无花而生曰芝栭"；《尔雅注疏》的"三秀（灵芝别名）无根而生"以及《本草纲目》的"一岁三华瑞草""六芝皆六月、八月采"。

灵芝的人工栽培也早有记载。《抱朴子·内篇》说："夫菌芝者，自然而生，而《仙经》有以五石五木种芝，芝生，取而服之，亦与自然芝无异，俱令人长生"。《本草纲目》"菜部·芝栭类·芝"条中载有"方土以木积湿处，用药敷之，即生五色芝。嘉靖（公元 1522—1566 年）中，王金尝生以献世宗"的记述。清朝陈淏子《花镜》一书中亦有记载："道家种芝法，每以糯米饭捣烂，加雄黄、鹿头血，包暴干冬笋，俟冬至日，堆于土中自出，或灌入老树腐烂处，来年雷雨后，即可得各色灵芝矣"。从这些论述中可见，古人已认识到用"药"，即用淀粉、糖类、矿物质和有机氮化合物组成的人工合成培养料来栽培灵芝。甚至考虑到在"冬至日"，即低温季节施"药"接种，以避免杂菌污染。此外，古人已认识到人工栽培的灵芝与野生灵芝有相似的功效。

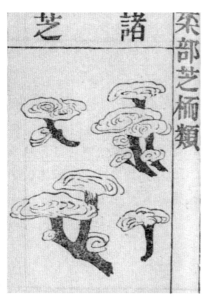

图 2-3 《本草纲目》菜部芝栭类的灵芝插图

古代学者对灵芝药食兼用的特点也有论述，如"芝草一岁三华，食之令人眉寿庆世，盖仙人之所食"（东汉王充《论衡·初禀篇》）；"凡得芝草，便正尔食之，无余节度，故皆不云服法也"（梁代陶弘景）；"昔四皓采芝，群仙服食，则芝菌属可食者，故移入菜部"（明李时珍）（图 2-3）。

此外，一些古代著名学者对有关灵芝的一些错误观点还加以评论或纠正。如苏敬提出"皆以五色生于五岳，诸方所献，白芝未必华山，黑芝又非常岳。且芝多黄白，稀有黑青者，然紫芝最多，非五芝类"的论点，实际上是对按五行学说，以"五色"配"五岳"划分灵芝的产地和种类持不同意见。在《本草纲目》中，李时珍也对按"五色""五行"区分灵芝的气味提出了不同见解，认为"五色之芝，配以五行之味，盖亦据理而已，未必其味便随五色也"。李时珍还在其著作中批判了古代对灵芝的迷信观点，指出"芝乃腐朽余气所生，正如人生瘤赘。而古今皆为瑞草，又云服食可仙，诚为迂谬"。根据现代研究结果来看，这些评论和批判是完全正确的。

我国古代学者根据医药学的实践经验，对灵芝的生物学特性、生长条件、分类、人工栽种方法、药性和功效均作了较为科学的论述，其中许多内容已为灵芝的现代研究所证实。至于《神农本草经》对灵芝的药性、主治和功效的论述，在其后的2000年中进展不大，可能与魏、晋以后的医药学家以审慎的态度来对待传说中的芝草有关。加之当时尚不能大规模人工栽培，灵芝的药源有限，也限制了灵芝的推广应用。

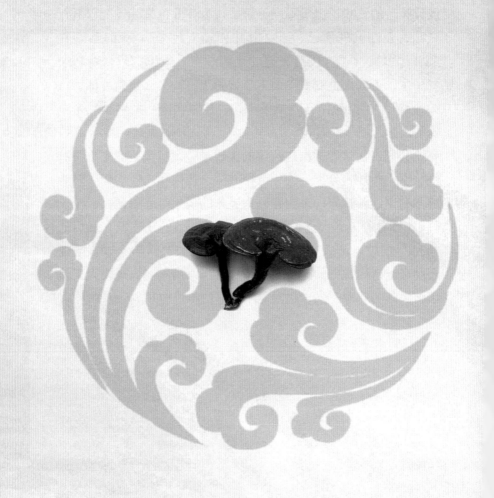

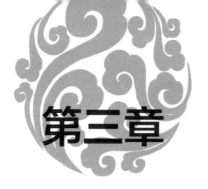

第三章

灵芝现代医药研究概况

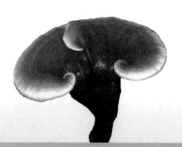

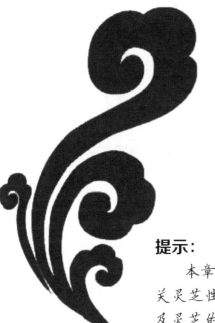

提示：

　　本章介绍《中华人民共和国药典》有关灵芝性味归经、功能主治的规定，以及灵芝的化学成分和有效成分、灵芝的质量控制标准，并简介灵芝的主要药理作用以及临床应用。

第一节 国家药典法定中药材

《中华人民共和国药典》（一部）从 2000 年版开始收载灵芝 [赤芝, *Ganoderma lucidum*（Leyss.ex.Fr.）Karst.]、紫芝（*Ganoderma sinense* Zhao, Xu et Zhang）子实体为法定中药材，规定其性味"甘，平"，归"心、肺、肝、肾经"。功能为"补气安神，止咳平喘"。主治"心神不宁，失眠心悸，肺虚咳喘，虚劳短气，不思饮食"（详见本书附录）。

第二节 灵芝的化学成分

灵芝所含化学成分多且复杂，因所用菌种、培养方法、提取方法等不同而不同。灵芝子实体中含有糖类（还原糖和多糖）、三萜类、甾醇类、多肽、氨基酸、蛋白质、香豆精苷、核苷类、氢醌类、生物碱、挥发油、树脂、饱和脂肪酸与不饱和脂肪酸以及铁、钙、镁、铜、锌、磷、硼、硒等成分。

灵芝菌丝体所含成分与子实体相似，但三萜类含量低。

灵芝孢子粉含有脂肪酸和不饱和脂肪酸、多糖类、核苷类、三萜类等成分，三萜类含量很低。孢子油主要含不饱和脂肪酸、脂肪酸、甾醇类，三萜类含量极低。

灵芝多糖类和三萜类具有广泛的药理活性，是灵芝的主要有效成分，其他有效成分还有甾醇类、小分子蛋白质、腺嘌呤核苷类、生物碱等。

一、灵芝多糖类

灵芝多糖类是灵芝重要的有效成分，具有免疫调节、抗肿瘤、抗放化疗损伤、镇静催眠、改善实验性阿尔茨海默病动物的神经退行性病变、抗心肌缺血再灌注损伤、抑制实验性动脉粥样硬化形成、抗脑缺氧再复氧损伤、调节血脂、降低血糖和抑制糖尿病并发症、抗实验性肝损伤和肾损伤、增强 DNA 多聚酶活性、促进核酸和蛋白质合成、抗氧化和清除自由基、抗衰老、抗病毒等作用。

至今已从灵芝中分离出二百余种多糖类，包括多糖和多糖蛋白。灵芝多糖蛋白中的糖链与肽链上丝氨酸或苏氨酸通过 O- 糖苷键连接，多糖和多糖蛋白的分子量在 $2.0 \times 10^3 \sim 4.0 \times 10^6$ Da 之间，主要由 D- 葡萄糖为主的杂多糖或葡聚糖构成，推断其基本结构中主链为 $1 \rightarrow 4$ 和 $1 \rightarrow 6$ 连接。

二、灵芝三萜类

迄今已从各种灵芝属中分离出约 300 余种三萜类化合物。从灵芝（赤芝，*G.lucidum*）中分离得到四环三萜 220 种，五环三萜 2 种。从薄树芝（*G.capense*）中分离得到五环三萜 1 种，从树舌（*G.applanatum*）中分离到五环三萜 5 种。从灵芝四环三萜化合物的结构来看，为高度氧化的羊毛甾烷碳骨架，按分子所含碳原子数主要分为 C_{30}、C_{27}、C_{24} 三大类，以及少数羊毛甾烷 A 环开环和四环三萜等。图 3-1 显示灵芝子实体所含特异性三萜类化合物灵芝酸 A、B、C（Ganoderic acid A、B、C）的化学结构。

由于灵芝三萜类化合物含量很低，药理研究多用三萜提取物（含总三萜），或只能进行体外实验。灵芝三萜类除有与多糖（肽）相似的抗实验性肝损伤和肾损伤、抗肿瘤、抗氧化和清除自由基、改善阿尔茨海默病动物的神经退行性病变作用

图 3-1　灵芝酸 A、B、C 化学结构

Ganoderic acid A　$R_1 = O$　$R_2 = \beta$-OH　$R_3 = H$　$R_4 = \alpha$-OH　$R_5 = H$
$C_{30}H_{44}O_7$

Ganoderic acid B　$R_1 = R_2 = \beta$-OH　$R_3 = R_5 = H$　$R_4 = O$
$C_{30}H_{44}O_7$

Ganoderic acid C　$R_1 = O$　$R_2 = \beta$-OH　$R_3 = R_5 = H$　$R_4 = O$
$C_{30}H_{42}O_7$

外，体外试验显示其还有抗病毒、抑制组胺释放、抑制血管紧张素转化酶活性、抑制胆固醇合成、抑制血小板凝集、抗雄激素活性（抑制 5α 还原酶）等作用。

三、灵芝的其他有效成分

灵芝蛋白 -8（LZ-8）有免疫调节和抗肿瘤作用；甾醇类化合物有抗脑缺血再灌注损伤及抗氧化、清除自由基作用；腺嘌呤核苷具有降低实验性肌强直小鼠的血清醛缩酶水平、抑制血小板聚集、抗缺氧作用；生物碱类如灵芝生物碱甲、乙有抗炎作用。

第三节　灵芝的质量控制指标

灵芝子实体的多糖类和三萜类含量是灵芝及其产品质量控制标准中的重要指标。《中华人民共和国药典（2020 年版）》（一部）分别以葡萄糖和齐墩果酸为标准品来测定灵芝子实体

多糖类和三萜类及甾醇类的含量。按干燥品计算，含灵芝多糖类以无水葡萄糖（$C_6H_{12}O_6$）计，不得少于 0.90%，含三萜类及甾醇类以齐墩果酸（$C_{30}H_{48}O_3$）计，不得少于 0.50%。由于葡萄糖和齐墩果酸并非灵芝特异性成分，故以它们做标准品检测灵芝多糖类和三萜类并不合理，应进一步改进。

我们用从灵芝子实体中提取纯化的灵芝多糖肽（GL-PPS）作标准品（图 3-2），采用高效液相色谱-蒸发光检测器（HPLC-ELSD）检测方法，检测产品中灵芝多糖类含量，方法简便、快速，能排除淀粉、糊精等辅料的干扰，为灵芝提取物及其产品中多糖肽质量控制提供了科学依据。

α-D-Glc *p*
1
↓
6
α-D-Glc *p*-(1→4)-β-D-Glc *p*-(1→[4]-β-D-Glc *p*-(1]$_4$→6)-β-D-Glc *p*-(1→6)-β-D-Glc *p*-
1
↓
6
[→3)-β-D-Glc *p*-(1→3)-β-D-Glc *p*-(1→3)-β-D-Glc *p*-(1→3)- β-D-Glc *p*-(1-]$_n$

图 3-2 灵芝多糖肽（GL-PPSQ$_2$）的结构

已知灵芝酸 A、B、C 是灵芝子实体所含特异性三萜类化合物，以其作标准品，检测灵芝的三萜类，已经被许多科研或生产机构采用。

美国药典会（2014）公布的干燥灵芝子实体质量标准中水溶性多糖类含量以甘露糖、D- 葡萄糖醛酸、葡萄糖、半乳糖和 L- 岩藻糖的总百分数计算，不能低于 0.7%。三萜类含量以灵芝酸（ganoderic acid）A、B、C$_2$、D、F、G、H 和灵芝烯酸（ganoderenic acid）B、C、D 总量计算，不能低于 0.3%[4]。

欧洲药典（2018）公布的干燥灵芝子实体质量标准中，总三萜酸以三萜酸 A（ganoderic acid A）计算不能低于 0.3%[5]。

第四节　灵芝的药理作用简介

一、免疫调节作用

增强非特异性免疫功能：促进树突状细胞成熟、分化及抗原呈递功能，增强单核巨噬细胞、自然杀伤细胞功能。增强特异性免疫功能：促进 B、T- 淋巴细胞增殖及抗体、细胞因子产生等。抑制免疫病理反应。

二、抗肿瘤作用

灵芝制剂主要通过增强抗肿瘤免疫力、抑制肿瘤免疫逃逸、抑制肿瘤血管新生等机制，抑制小鼠体内移植性肿瘤生长。体外抑制肿瘤细胞增殖，促进肿瘤细胞凋亡、自噬。此外，可拮抗肿瘤细胞对化疗药的多药耐药性，并减轻放化疗对机体的损伤（详见本书第四章灵芝的抗肿瘤药理作用）。

三、镇静催眠、镇痛、抗抑郁作用

灵芝制剂通过抗炎、抗氧化机制等对阿尔茨海默病、帕金森病、缺血性脑卒中、癫痫和脊髓损伤等疾病模型具有防治作用，可减轻神经退行性病变以及改善学习与记忆能力，促进神经再生、减轻脑缺血、抑制癫痫发作。

四、止咳、祛痰、平喘、抗炎、抗组胺和抗过敏作用

灵芝制剂通过免疫调节与抗炎机制，对过敏性鼻炎、慢性

支气管炎、过敏性气管肺泡炎和气道高反应性动物模型具有防治作用。

五、降低血压、调节血脂和保护心脏作用

灵芝制剂可降压，降低血清总胆固醇（TC）、低密度脂蛋白（LDL），升高高密度脂蛋白（HDL）；抗氧化应激诱导的炎症损伤，保护血管内皮细胞；改善心肌微循环，减轻心肌损伤，对心肌缺血具有保护作用。

六、调节内分泌功能和改善糖尿病及其并发症的作用

灵芝制剂可降低糖尿病动物模型的血糖、减轻胰岛损伤、促进胰岛素分泌，改善糖尿病并发症如糖尿病肾病、心肌病、视网膜病变等。灵芝制剂可改善甲状腺功能亢进症（甲亢）小鼠的肝损伤。灵芝制剂无性激素样作用，但可升高去势雌性大鼠血清中的睾酮和雌二醇含量，增加股骨密度，降低子宫内膜萎缩程度。体外试验中可抑制 5-α 还原酶的活性，抑制睾酮向双氢睾酮转化。

七、保护胃黏膜和预防肝损伤作用

灵芝制剂可改善酒精、药物、应激、幽门结扎（梗阻）等诱因引起的动物实验性胃溃疡；抑制药物、真菌感染等诱发的小鼠消化道炎症，改善肠黏膜免疫功能，调节肠道菌群失调；通过抗氧化应激和抗炎症作用，对小鼠非酒精以及酒精性肝病具有保护作用；拮抗药物与毒物所致的肝损伤以及免疫性肝损伤。

八、预防急性肾损伤和慢性肾病作用

灵芝制剂对犬肾细胞（MDCK）囊泡模型、细胞小管生成模型、胚胎肾囊泡模型和小鼠多囊肾模型具有抑制作用；对急性肾损伤、药物性肾损伤、糖尿病肾病、肾纤维化等动物模型具有防治作用。

九、抗衰老作用

灵芝制剂可改善衰老所致免疫功能低下；抗氧化和清除自由基，改善衰老所致心、脑、肝、脾、皮肤等器官组织的氧化应激损伤，改善衰老所致学习记忆障碍；调节模式生物（线虫、酵母菌、斑马鱼）衰老基因，延长寿命。

十、抗病毒作用

体外实验显示，灵芝制剂通过抑制病毒对细胞的吸附或穿透细胞，抑制病毒早期抗原的活化，抑制病毒逆转录酶、蛋白酶的活性，阻碍病毒DNA或RNA复制以及病毒蛋白合成等机制，对流感病毒、新型冠状病毒、疱疹病毒、乙型肝炎病毒、人类免疫缺陷病毒、新城病毒、登革病毒、肠病毒具有抗病毒作用。

十一、解救毒蕈中毒

灵芝制剂对毒蕈（毒蘑菇）中毒所致多器官衰竭具有保护作用。

第五节　临床应用简介

除用于肿瘤防治之外，灵芝还可用于许多疾病的防治，本节仅简介灵芝对于目前研究较多的几种常见疾病的防治。

一、慢性支气管炎、哮喘和反复呼吸道感染

灵芝制剂对慢性支气管炎和哮喘有较好的治疗效果，通常疗效出现较慢，多在用药后 1～2 周生效。对慢性支气管炎的咳、痰、喘三种症状均有较好疗效，尤其是对喘的疗效好。与此同时，患者睡眠改善、体力增强、耐寒能力增强，不易感冒。

二、神经衰弱失眠

灵芝制剂对神经衰弱失眠有显著疗效，通常用药 1～2 周即出现明显疗效，表现为睡眠改善，食欲、体重增加，心悸、头痛、头晕症状减轻或消失，精神振奋，记忆力增强，体力增强，其他合并症状也有不同程度的改善。灵芝制剂对神经衰弱失眠的疗效与所用剂量和疗程有关，剂量大、疗程长者，疗效好。

三、高脂血症

灵芝制剂可降低血清胆固醇、甘油三酯、β-脂蛋白和低密度脂蛋白（LDL），升高高密度脂蛋白（HDL）；降低全血黏度和血浆黏度，改善血液流变学障碍；与常规的降血脂药合用，有协同作用，可相互增强疗效。一般病情属轻、中度患者疗效好，剂量较大、疗程较长者疗效较好。与化学合成抗高脂血症药物合用时，由于灵芝有保肝作用可防止或减轻这些药物引起的肝损伤。

四、高血压

灵芝制剂能降低高血压患者的血压，改善高血压患者的自觉症状，特别是与常规应用的降压药合用时具有协同作用，使

血压更易控制，并使毛细血管袢密度、直径和红细胞流速增加，血黏度降低，微循环改善。

五、糖尿病及其合并症

灵芝制剂可降低糖尿病患者的血糖，增强降血糖药的降血糖作用，可与常规治疗糖尿病药物合用治疗糖尿病。由于灵芝还可调节血脂，降低全血黏度和血浆黏度，可使心脑血管疾病患者的血液流变学障碍改善，因此在降血糖的同时，能够延缓糖尿病的血管病变发展，延缓或减轻糖尿病合并症。

六、肝炎

灵芝制剂可用于治疗病毒性肝炎，用药后主观症状如乏力、食欲不振、腹胀及肝区疼痛减轻或消失。肝功能检查如血清谷丙转氨酶（ALT）恢复正常或降低。肿大的肝、脾恢复正常或有不同程度的缩小。对急性肝炎的效果较慢性或迁延性肝炎为好，与抗肝炎病毒药物合用有协同作用。灵芝还可减轻或避免药物所致肝损伤。

七、更年期综合征和良性前列腺增生

灵芝制剂可明显改善更年期综合征患者的症状，提高生活质量。其疗效与恢复更年期神经-内分泌-免疫功能紊乱有关。灵芝还可明显减少良性前列腺增生患者的前列腺症状评分，改善症状。

八、灵芝解救野生毒蕈（毒蘑菇）中毒

灵芝（赤芝、紫芝）与常规抢救措施并用，通过其对心、肝、肾的保护作用，减轻中毒症状和中毒脏器的病理改变，可

有效解救毒蕈中毒，明显降低中毒患者死亡率。

九、其他疾病

灵芝还用于肾病综合征、毒性弥漫性甲状腺肿、硬皮病、斑秃、寻常型银屑病、黄褐斑、尖锐湿疣、带状疱疹、获得性免疫缺陷综合征（艾滋病）的治疗，多与常规疗法联合应用。

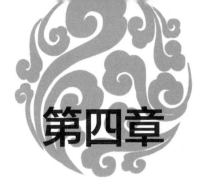

第四章

灵芝的抗肿瘤药理作用

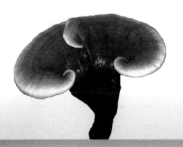

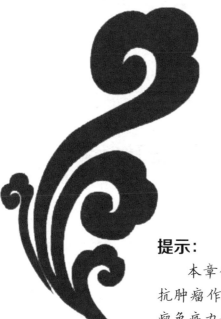

提示:

    本章介绍灵芝的体内外抗肿瘤作用，抗肿瘤作用的机制，包括增强机体抗肿瘤免疫力和抑制肿瘤细胞的免疫逃逸、抑制肿瘤细胞的侵袭和黏附、抑制肿瘤血管新生、逆转肿瘤细胞对抗肿瘤药的多药耐药性和抗肿瘤作用的分子机制，灵芝对肿瘤化学治疗和放射治疗损伤的防护作用。

第一节　体内抗肿瘤作用

20世纪70年代即发现，灵芝（*G.lucidum*）、松杉灵芝（*G.tsugae*）、树舌（*G.applanatum*）、狭长孢灵芝（*G.boninense*）水提取物或多糖灌胃或腹腔注射可显著抑制小鼠移植性S-180肉瘤生长。其后，一系列研究发现灵芝水提取物或多糖对小鼠移植性肿瘤株，包括 Lewis 肺癌细胞、人肺癌细胞（PG）、MM46乳腺肉瘤细胞、人白血病细胞（HL-60）、人组织细胞淋巴瘤细胞（U937）、结肠癌细胞（CT26）、黑色素瘤细胞B16-F10、肝肉瘤129P细胞、白血病细胞WEHI-3、人膀胱癌T24细胞等有抗肿瘤作用。从灵芝子实体中提取的总三萜（含灵芝酸A、B、C_1、C_2、C_6、D、G）抑制小鼠Lewis瘤的生长。

第二节　体外抗肿瘤作用

最早发现的是从灵芝菌丝体中提取的6种三萜类化合物（灵芝酸U、V、W、X、Y、Z）可明显抑制肝肉瘤细胞（HTC）生长。随后进一步发现，灵芝子实体、菌丝体乙醇提取物或灵芝三萜类化合物对体外培养的S-180肉瘤，肝肉瘤HTC，人癌细胞株Hep38，人胃腺癌细胞AGS，人肺癌细胞A549，人白血病细胞HL-60、K562、Blin-1，人组织淋巴瘤细胞U937，人B淋巴细胞白血病细胞Nalm-6和人多发性骨髓瘤细胞RPMI8226，小鼠肺癌细胞LLC，及人乳腺管癌T47D、纤维肉瘤Meth-A、人克隆结肠腺癌Caco-2等肿瘤细胞有直接抑制作用；灵芝孢子中提取出的六种新氧化羊毛甾烷型三萜类对 Meth-A 和 LLC 细胞具有抑制作用。

第三节　灵芝抗肿瘤作用机制

一、灵芝增强机体抗肿瘤免疫力

20 世纪 70 年代，日本学者最先发现灵芝水提取物和灵芝多糖体内给药对动物移植性肿瘤有显著的抑制作用，并推测灵芝的抗肿瘤作用可能是"宿主中介性的"。为了证明这一假设，从 20 世纪 90 年代起，我们深入研究灵芝的体内抗肿瘤作用机制。结果发现，灵芝子实体水提取物（GLE）及其所含多糖（GL-B）、灵芝破壁孢子粉多糖（Gl-BSP）灌胃可明显抑制小鼠移植性肿瘤生长，但直接加到体外培养的肿瘤细胞的培养液中，不能抑制肿瘤细胞生长，也不能促进肿瘤细胞凋亡，提示灵芝提取物和多糖在体内的抑制肿瘤生长作用并非直接细胞毒作用，而是"宿主中介性的"。

随后我们采用血清药理学研究方法，给小鼠灌胃不同剂量的 GLE 或 GL-B 共 10 日，最后一次给药后 1 小时，取血，分离含药血清。将此含药血清加至体外培养的 S-180 细胞或 HL-60 细胞培养液中，可明显抑制肿瘤细胞生长，并诱导其凋亡。同时，灌胃 GLE 或 GL-B 的小鼠血清中，肿瘤坏死因子 -α（TNF-α）和干扰素 -γ（IFN-γ）的水平显著增加，并呈现明显的剂量依赖关系。已知 TNF-α 和 IFN-γ 对肿瘤细胞均具有细胞毒作用，能杀死肿瘤细胞，TNF-α 在体外可诱导多种肿瘤细胞凋亡，而 IFN-γ 还有增强 TNF-α 诱导肿瘤细胞凋亡的作用。因此，含 GLE 或 GL-B 血清在体外抑制肿瘤细胞生长和促进肿瘤细胞凋亡的作用与血清中所含TNF-α 和 IFN-γ 有关[2-4]。体外试验中，GL-B 能增加小鼠腹腔巨噬细胞培养上清液中 TNF-α 水平，也能增加小鼠脾细胞培养上清液中 IFN-γ 水平。

破壁灵芝孢子多糖 Gl-BSP 灌胃给药，可显著抑制小鼠S-180 肉瘤生长，但对体外培养的 S-180 或 PG 细胞增殖无直接抑制作用。将含 Gl-BSP 的小鼠血清加到体外培养的 S-180或 PG 细胞中，则可显著地抑制肿瘤细胞增殖。同时还发现，与正常对照血清比较，含 Gl-BSP 血清中白细胞介素 -2（IL-2）、TNF-α、IFN-γ 和一氧化氮（NO）水平显著增加，表明含 Gl-BSP 血清抑制 S-180 和 PG 细胞增殖与 IL-2、TNF-α、IFN-γ 等免疫细胞因子有关。为了进一步证实含 Gl-BSP 血清中 TNF-α、IFN-γ 的抗肿瘤活性，把经过 TNF-α 或 IFN-γ中和抗体预处理过的含 Gl-BSP 血清加到 S-180 或 PG 细胞培养液中，结果其抑制肿瘤细胞增殖作用显著减弱，尤以同时加入 TNF-α 和 IFN-γ 两种中和抗体的含 Gl-BSP 血清的减弱程度更为明显。

进一步试验证明：灵芝多糖通过增强树突状细胞、巨噬细胞、自然杀伤细胞（NK）和细胞毒 T 细胞（CTL）的功能，杀死肿瘤细胞或促其凋亡。

已知肿瘤微环境中的巨噬细胞可分为 M1 型和 M2 型，前者杀伤肿瘤细胞，后者促进肿瘤细胞生长。灵芝多糖（Gl-PS）可增加肿瘤微环境中巨噬细胞的数量，提高 M1 型 /M2 型的比值，促进肿瘤微环境中 M1 型刺激因子 IFN-γ 表达，促进 M1型分泌多种抗肿瘤细胞因子。相反，灵芝多糖抑制肿瘤微环境中 M2 型刺激因子 IL-4 表达，抑制 M2 型分泌促肿瘤生长细胞因子，使巨噬细胞专注于杀伤肿瘤细胞。

因此，灵芝及其所含多糖的体内抗肿瘤作用主要是通过增强机体抗肿瘤免疫力而实现的（图4-1）。

增强细胞因子诱导的杀伤细胞（CIK）的增殖和细胞毒性

促进细胞因子IL-2、TNF-α和IFN-γ生成，并增强其活性

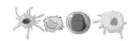

增强巨噬细胞、自然杀伤细胞（NK）、树突状细胞（DC）、细胞毒T细胞（CTL）的杀伤肿瘤细胞功能

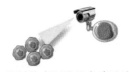

抑制肿瘤细胞的免疫逃逸

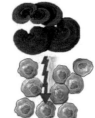

促进肿瘤相关巨噬细胞从M2型向M1型转化

图 4-1　灵芝增强机体抗肿瘤免疫力

二、灵芝抑制肿瘤细胞的免疫逃逸

肿瘤细胞的免疫逃逸（immune escape）是指肿瘤细胞可以通过多种方式逃避免疫系统的监控、识别与攻击而继续分裂生长。肿瘤细胞的免疫逃逸机制复杂，一方面是机体免疫功能抑制、免疫耐受、抗原提呈细胞（APC）功能低下等造成机体抗肿瘤免疫力低下，有助于肿瘤的免疫逃逸。另一方面是肿瘤细胞本身的机制，包括：①肿瘤细胞会出现主要组织相容性复合体（MHC）突变或缺失，而低表达或不表达 MHC 分子，使肿瘤细胞无法有效呈现肿瘤抗原，进而能逃避 CTL 或 CD4$^+$Th（第一型 T 辅助细胞）的识别。②肿瘤细胞低表达或不表达协同刺激因子，使 T 淋巴细胞的活化缺乏第二激活信号

因子。③肿瘤细胞分泌转化生长因子 - β（TGF-β）和白细胞介素 -10（IL-10）等抑制因子，抑制身体的抗肿瘤免疫应答。④肿瘤细胞本身不表达可诱发机体抗肿瘤免疫反应的抗原性物质，以避免被免疫细胞杀伤。

　　我们的研究发现，B16F10 黑色素瘤细胞不表达 MHC- I、协同刺激因子（B7-1、B7-2）等分子，或表达不足，并可分泌白细胞介素 -10（IL-10）、转化生长因子 - β（TGF-β）、血管内皮生长因子（VEGF）等免疫抑制因子。灵芝多糖（Gl-PS）可促进 B16F10 黑色素瘤细胞 MHC- I 分子和 B7-1、B7-2 生成，因而促进淋巴细胞活化，增强淋巴细胞介导的细胞毒性。Gl-PS 通过促进淋巴细胞活化和抑制 B16F10 黑色素瘤细胞分泌 IL-10、TGF-β 和 VEGF，拮抗 B16F10 黑色素瘤细胞培养上清诱导的免疫抑制作用。将不同浓度 Gl-PS 加入被肺癌患者血清抑制的人外周血淋巴细胞中，再用植物血凝素（PHA）诱导活化淋巴细胞，发现与未加 Gl-PS 的对照组比较，Gl-PS 显著增强遭受抑制的淋巴细胞表面细胞活化抗原 CD69 的表达，显著改善受抑制的淋巴细胞增殖活性，明显提高受抑制淋巴细胞穿孔素和颗粒酶 B 的水平。这些结果均指出，灵芝多糖可通过多种机制抑制肿瘤细胞的免疫逃逸。

三、灵芝抑制肿瘤细胞的侵袭和黏附

　　肿瘤的侵袭是肿瘤转移的重要环节，它是肿瘤细胞黏附、酶降解基质、移动、基质内增殖等过程的表现。药理研究发现，不同来源的灵芝提取物（含粗多糖）可抑制乳腺癌 MT-1 细胞黏附，段木栽培的灵芝子实体提取物对癌细胞黏附的抑制作用最强，进一步纯化的多糖也抑制癌细胞黏附到各种基质分子上。我们发现，灵芝多糖肽（GLPP）对体外培养的人肺癌 PG 细胞增殖无直接抑制作用，但明显抑制 PG 细胞的运动性和黏附性，这一作用与 GLPP 抑制 PG 细胞基质的金属蛋白酶（MMP）-9 活性及其 mRNA 表达相关。灵芝孢子液（将灵芝孢子粉加在去离子水中配制成灵芝孢子液，加热促溶后，低速离心取上清，过滤除菌后用于实验）对人卵巢上皮性癌细胞 A2780CP（顺铂耐药细胞株）及 A2780S（敏感细胞株）的增殖有显著抑制作用。对人卵巢癌腺癌细胞（SKOV3）黏附、迁移、侵袭、多细胞球体形成以及克隆形成能力有明显抑制作用。灵芝孢子液作用于细胞后，E 钙黏蛋白（E-cadherin）表达逐渐增强，神经钙黏素（N-cadherin）、波形蛋白（Vimentin）表达逐渐减弱。

灵芝有机溶剂提取物显著抑制癌细胞迁移，降低三阴性乳腺癌 MDA-MB 231 细胞和黑色素瘤 B16-F10 细胞存活率，其抑制迁移作用与减少基质金属蛋白酶（MMP）释放有关。GAEE 是富含二氢化灵芝醇 A（Ganoderiol A，GA）和 GA 异构体的灵芝三萜提取物，它通过抑制 FAK-SRC-paxillin 信号通路，抑制 MDA-MB-231 细胞迁移和黏附。灵芝重组蛋白（rLZ-8）通过干扰细胞黏附和黏着斑激酶（FAK）功能，抑制 A549 和 CL1-5 人类非小细胞肺腺癌细胞株和 LLC1 Lewis 肺癌细胞株从上皮到间充质转变（EMT）过程和细胞移动性。

四、灵芝抑制肿瘤血管新生

血管新生（angiogenesis）是肿瘤生长的必经过程，当肿瘤只有 2～3 mm 大小时，它可以依靠渗透作用自外界取得营养，一旦超过此范围，就必须长出新的血管并侵入机体内的血管，从中吸取养分。抑制这些血管的生长，便能阻断肿瘤细胞的营养供给，使肿瘤停止生长，甚至缩小或消失，通俗叫作

"饿死肿瘤"。内皮细胞增生是肿瘤血管新生的关键步骤，抑制血管内皮细胞增殖，可抑制肿瘤血管新生。

灵芝多糖（肽）、乙醇提取物抑制鸡胚尿囊膜血管或血管内皮生长因子引起的血管新生，灵芝多糖肽、乙醇提取物、三萜组分、孢子粉以及松杉灵芝（G.tsugae）甲醇提取物均能抑制荷瘤裸鼠肿瘤血管新生。

我们发现，灵芝多糖肽（GLPP）可剂量依赖性显著抑制裸鼠的移植性肿瘤 PG 的生长，但无直接细胞毒作用。将 GLPP（每个鸡胚剂量 80 μg）直接加到培养的鸡胚绒毛尿囊膜上，可显著地抑制鸡胚绒毛尿囊膜的微小血管增生。GLPP 可直接抑制体外培养的人脐静脉内皮细胞（HUVEC）增生，但无细胞毒性。GLPP 还抑制抗凋亡基因 Bcl-2 表达，促进凋亡基因 Bax 表达，诱导 HUVEC 凋亡。PG 细胞在缺氧条件下可分泌血管内皮生长因子（VEGF），GLPP 显著抑制缺氧 PG 细胞培养上清液中 VEGF 表达。灌胃灵芝孢子粉（2.1 g/kg）显著抑制裸鼠移植性人肝肿瘤生长，抑制率为 57.0%。与对照组比较，灵芝孢子粉组肿瘤坏死组织较多，细胞异型性较小。VEGF、微血管密度（MVD）表达水平明显下降。给接种人膀胱癌 T24 的裸鼠灌胃灵芝多糖（200 mg/kg）和顺铂（25 mg/kg），可显著增强顺铂对裸鼠人膀胱癌 T24 细胞的生长抑制作用。免疫组化染色结果显示，灵芝多糖与顺铂联合可抑制肿瘤组织的血管生成及 VEGF、碱性成纤维细胞生长因子（bFGF）的表达，且抑制作用显著强于单用顺铂。实时荧光定量聚合酶链式反应（PCR）和 Western-blot（蛋白质印迹法）检测结果也显示，与单用顺铂比较，联合给药后，荷瘤裸鼠肿瘤组织中 VEGF 和 bFGF 的表达显著下降。松杉灵芝（G.tsugae）甲醇提取物（GTME）抑制体外培养的人表皮状癌 A-431 细胞增殖，还可增强紫杉醇对 A-431 细胞增殖的抑制作用；与此同时，抑制表皮生长因子受体（EGFR）和 VEGF 的表达，并抑制人脐静脉内皮细胞的毛细管形成。表皮生长因子（EGF）可拮抗 GTME 所致的 VEGF 表达的抑制。体内给予 GTME 也能显著抑制 A-431 异种移植肿瘤在裸鼠体内生长，并抑制表皮生长因子受体和 VEGF 的表达。

五、灵芝逆转肿瘤细胞对抗肿瘤药的多药耐药性

肿瘤细胞对化疗药产生耐药性是肿瘤化疗失败的重要原因。耐药的肿瘤细胞通过与 ATP 结合的转运体包括 P-糖蛋白（P-glycoprotein，P-gp）、多药耐药相关蛋白（MRP）将化疗药从肿瘤细胞内转运至细胞外，使细胞内化疗药浓度降低，从而产生耐药性。肿瘤细胞对一种化疗药产生耐药性以后，往往对其他化疗药也产生耐药性，故又称多药耐药性（multidrug resistance，MDR）。

灵芝及其有效成分如多糖类、三萜类、甾醇类等可逆转肿瘤细胞的多药耐药性，这可能是灵芝与化疗药协同作用的机制之一。

我们研究证明，灵芝多糖（Gl-PS）对阿霉素（多柔比星，adriamycin）抑制体外培养的敏感人白血病细胞 562 的半数抑制浓度（IC_{50}）无明显影响，但可明显降低阿霉素对多药耐药的人白血病细胞 K562/ADM 的 IC_{50}，加入 Gl-PS 5 mg/L、10 mg/L、20 mg/L 和 40 mg/L 分别使 K562/ADM 细胞对阿霉素的敏感性增强 2.96 倍、6.46 倍、6.80 倍和 3.35 倍。可见 Gl-PS 明显逆转 K562/ADM 细胞对抗肿瘤药阿霉素的耐药性，恢复其对阿霉素的敏感性。进一步的研究证明，Gl-PS 逆转 K562/ADM 对阿霉素的耐药性与其下调肿瘤细胞的 P-gp 和 MRP1 的

表达，抑制 P-gp 和 MRP1 介导的药物转运有关。灵芝提取物可逆转具有多药耐药的人小细胞肺癌细胞 VPA 对抗肿瘤药依托泊苷和多柔比星的耐药性。从灵芝中提取的三萜类化合物 Ethyl lucidenates A（10 μM）可逆转白血病细胞 K562/A02 对长春新碱的耐药性达 7.59 倍。罗丹明（rhodamine）蓄积试验和细胞周期分析证明，Ethyl lucidenates A 不影响 P-gp 的表达，但可抑制 P-gp 介导的药物转运活性，减少长春新碱从细胞内外排，使 K562/A02 细胞内长春新碱蓄积，逆转 K562/A02 细胞的多药耐药性。从灵芝孢子油中分离出麦角甾醇过氧化物（ergosterol peroxide）可以逆转体外培养的 miR-378 转染人胶质瘤细胞 U87 对阿糖胞苷和甲氨蝶呤的耐药性。

六、灵芝抗肿瘤作用的分子机制研究

本节前面述及的灵芝多糖类、三萜类的抗肿瘤作用，包括增强机体抗肿瘤免疫力、抑制肿瘤细胞的免疫逃逸、抑制肿瘤细胞的侵袭和黏附、抑制肿瘤血管新生等均提及抗肿瘤作用的分子生物学机制。

H Luo 等（2022）综述总结灵芝多糖类（GLPs）抗肿瘤作用机制，以"灵芝多糖"和"肿瘤"为关键词，检索 PubMed（1992—2020 年）的文献中，获得 160 个抗肿瘤靶点。将这些靶点转化为基因名，通过 NCBI 数据库获得相应的基因 ID。经京都基因与基因组百科全书（KEGG）富集和分析，其中 69 个基因是位于"癌症通路（pathways in cancer）"，上。有 21 个信号通路在"癌症通路"中，包括细胞凋亡、丝裂原活化蛋白激酶（MAPK）、磷脂酰肌醇 3- 激酶和蛋白激酶 b（PI3K-Akt）、细胞因子−细胞因子受体相互作用（cytokine-cytokine receptor interaction）、缺氧诱导因子 -1（HIF-1）、细胞周期（cell cycle）、人体抑癌基因（p53）、黏着斑（adhesion plaque）、Janus 激酶信号转导-转录活化〔Janus kinase（JAK）-signal transducer and activator of transcription（STAT）signaling，JAK-STAT〕、雷帕霉素靶蛋白（mTOR）、环磷酸腺苷（cAMP）、雌激素、转化生长因子 - β（TGF-β）、血管内皮生长因子（VEGF）、黏着连接（adherens junction）、wingless/Int 基因（Wnt）、Hedgehog（Hh）信号分子（Hedgehog）、钙、Notch 受体（Notch）、过氧化物酶体增殖物激活受体（PPAR）和细胞外基质（ECM）-受体信号通路。对 160 个靶点进一步富集分析后发现，研究更多集中在凋亡（54 个靶点）、MAPK（47 个靶点）和 PI3K-Akt（35 靶点）信号通路上（图 4-2）。GLPs 明确的抗肿瘤作用机制和相关靶点还有待进一步研究[6]。

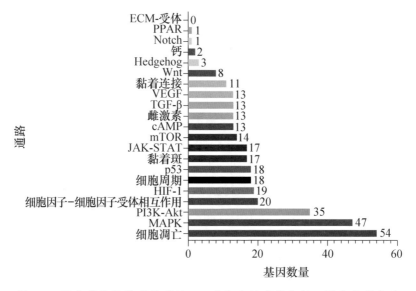

图 4-2 灵芝多糖抗肿瘤作用的 160 个靶点的富集分析。图中数字表示在"肿瘤通路"中的基因数量

第四节 对肿瘤化学治疗和放射治疗损伤的防护作用

灵芝提取液及其所含灵芝多糖、菌丝体水提取物、孢子粉、破壁孢子粉多糖对放射治疗和化学治疗损伤动物模型具有保护作用。

1980 年我们发现，在 $^{60}Co \gamma$ 射线照射前给小鼠灌胃灵芝提取液（相当 10 g 生药 /kg）20 日，照射后继续给药 2 周，能显著降低小鼠死亡率。灵芝组和对照组照射后 30 日的死亡率分别为 44.4% 和 70.4%。照射后给药，对照射后 30 日小鼠死亡率无明显影响，但可使死亡动物的平均存活时间明显延长。

灵芝提取物（400 mg/kg）连续给药 35 日，对 4 Gy γ 射线照射小鼠所致损伤有明显的防护作用。照射后 7 日或 28 日，能明显拮抗照射引起的白细胞减少和 PHA、ConA 和 LPS 诱导的脾淋巴细胞增殖反应降低。灵芝提取物还可使照射引起的 CD4 和 CD8 细胞数目恢复。经剂量为 3～6 Gy $^{60}Co \gamma$ 射线照射后，小鼠出现明显骨髓有核细胞显著减少，微核细胞明显增加，染色体 DNA 断裂增多，肝丙二醛（MDA）水平显著增加、谷胱甘肽过氧化物酶（GPx）活性明显降低。灌胃破壁灵芝孢子粉多糖 GLP（13.4 mg/kg、26.6 mg/kg、40.0 mg/kg）可明显缓解上述 $^{60}Co \gamma$ 射线照射所致损伤，具有抗放射损伤作用。

我们发现，给予化疗药甲氨蝶呤（MTX）可使小鼠的小肠绒毛变短、融合，小肠隐窝细胞消失，杯状细胞减少。电子显微镜下可见肠上皮细胞的微绒毛紊乱、变短、缺失，核膜和线粒体肿胀。灌胃灵芝多糖 Gl-PS（50 mg/kg、100 mg/kg、

200 mg/kg）治疗后，小鼠小肠的上述形态学变化明显减轻。与正常对照组相比，MTX 模型组的肠匀浆上清液中氧化产物 MDA 含量明显增高，总超氧化物歧化酶（T-SOD）活性明显降低，血清 IgA 水平显著降低。灵芝多糖（100 mg/kg、200 mg/kg）可使降低的 T-SOD 活性和降低的血清 IgA 水平明显升高，增高的 MDA 明显降低。结果指出，灵芝多糖 Gl-PS 能改善 MTX 所致的小鼠肠道黏膜氧化应激损伤。

异食癖（pica）大鼠在受到催吐剂如化疗药顺铂刺激后，有增加摄食高岭土的癖好，并可以此作为评价止吐药物的指标。在给异食癖大鼠腹腔注射顺铂 24 h、48 h、72 h 和 96 h 后，可见异食癖大鼠摄食高岭土明显增加，这反映了顺铂引起恶心与呕吐的作用。注射 1 mg/kg、3 mg/kg 和 10 mg/kg 灵芝提取物可剂量依赖性减少顺铂引起的异食癖大鼠摄食高岭土增加，具有止吐作用。

图 4-3 总结了灵芝多靶点的抗肿瘤作用机制。

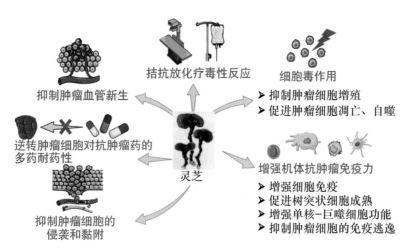

图 4-3　灵芝的抗肿瘤作用机制

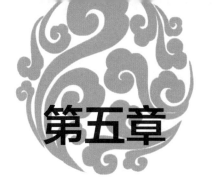

第五章

肿瘤治疗方法和灵芝防治
肿瘤概述

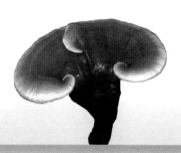

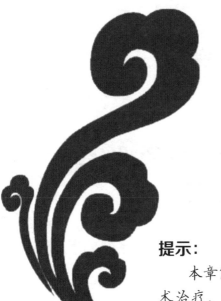

提示：

　　本章简介临床肿瘤治疗方法，包括手术治疗、放射治疗、化学治疗、靶向治疗、中医治疗，灵芝"扶正祛邪"辅助治疗肿瘤的概念，个例报告和民间应用灵芝治疗肿瘤的调查情况。

第一节 肿瘤治疗方法简介

长期以来，医学界认为肿瘤是身体自身细胞异常增生和扩散的结果，因而在治疗上重视如何消灭肿瘤细胞，主要采取手术治疗、放射治疗、化学治疗、靶向治疗等。近年来，一些肿瘤学者重视全身性因素对肿瘤发病的影响，开始把肿瘤看成是全身性疾病，提出"与瘤共存"的概念，即通过治疗控制肿瘤发展，最大程度地减少肿瘤对人体的危害，长期保持患者的生活质量，与肿瘤共存。

一、手术治疗

手术治疗肿瘤多用于早期发现的无转移的实体瘤，对一些已转移扩散的肿瘤，手术治疗与化疗和（或）放疗配合作为一种整体治疗方案。过去手术治疗强调根治术，如乳腺癌要做乳腺根治术，不仅要切除患癌的乳腺，还要切除周边的大片组织；不仅影响患者的生理功能，还会造成心理上的伤害。由于诊治技术的发展，目前强调局限手术，因而使乳腺癌手术损伤变小。手术前后的合理化疗，有助于提高局限手术的疗效。近年来，现代微创手术在癌症手术中的应用更提升了局限手术效果。

二、放射治疗（放疗）

肿瘤细胞对放射线非常敏感，放射线如 X 线和 γ 射线对肿瘤细胞的抑制和杀伤作用很强，可以代替手术治疗治愈鼻咽癌、食管癌、淋巴瘤等。为提高疗效，尽量减少正常组织的损伤，目前放疗的原则是"定点清除"，即放射野越来越小，而癌症局部的放射剂量越来越大，疗效提高，使副作用减小。

三、化学治疗（化疗）

化疗是注射或口服一种或数种化疗药物治疗肿瘤的方法，其作用是抑制迅速增殖的肿瘤细胞 DNA 合成，也就是通常所说的"细胞毒作用"。除少数几种肿瘤如儿童急性淋巴细胞白血病、霍奇金淋巴瘤、睾丸精原细胞癌等治愈率较高外，其对多数肿瘤治愈率低，仅可延长生存期，改善症状。一些实体瘤（如肺、胃、子宫等的肿瘤）由 3 部分细胞组成：①正在分裂增殖的细胞，这部分细胞只占实体肿瘤的 5%，对化疗药物敏感；②休眠细胞（ G_0 期细胞），这些细胞虽然不分裂但是具有分裂潜能，对化疗药物不敏感，且在化疗后可能再变成分裂增殖的细胞，导致肿瘤复发；③不再具有分裂能力的细胞，对化疗无影响，仅影响肿瘤的体积。因此，化疗药的作用有限，既不能彻底消灭肿瘤细胞，也不能完全避免肿瘤转移、复发，而且还"敌我不分"，在杀死肿瘤细胞的同时，对免疫系统、骨髓、消化系统、肝、肾等重要器官也造成严重损伤，表现为免疫力降低，易于发生细菌和病毒感染，白细胞、血小板减少，食欲不振、恶心、呕吐、腹泻，肝、肾损伤等不良反应。

为减轻化疗药的毒副作用，在实施化疗的同时，要辅以升白细胞药、止吐药、保肝药、增强免疫药等予以保护。药理研究和临床实践证明，化疗药与中药联合应用，可提高疗效，降低化疗的毒副作用。

四、靶向治疗

20世纪末出现的靶向治疗药开创了肿瘤药物治疗的新纪元。此类药物不同于化疗药，它作用的靶点是肿瘤发展过程中的关键受体、酶、基因、生长因子、调控分子等，主要对肿瘤细胞起调控和稳定作用，而非细胞毒作用。靶向治疗药不仅具有靶向性，还实现了治疗的个体化，如目前用于治疗非小细胞肺癌的吉非替尼（Gefitinib），是一种表皮生长因子受体（EGFR）/酪氨酸激酶（TK）抑制剂，其疗效与EGFR的19、21外显子基因突变相关，这种基因突变在东方人、女性、不吸烟人群、腺癌患者中较多见，故对这一人群疗效好。靶向治疗使肿瘤迅速生长的过程转变成慢性过程，患者可以比较正常地工作和生活，体现了世界卫生组织（WHO）关于肿瘤属于可以控制的慢性疾病的观点。

五、中医治疗

中医辨证论治治疗肿瘤，根据所辨症候不同，治则不同，如扶正祛邪、清热解毒、软坚散结、活血化淤、以毒攻毒等治则。现多与化疗或放疗联合应用，发挥协同作用。

第二节 灵芝"扶正祛邪"辅助治疗肿瘤

中医"扶正祛邪"的理论认为健康和疾病均属于正邪相争的不同状态，健康是由于"正气存内，邪不可干"，而疾病则是"邪之所凑，其气必虚"，但治疗疾病不一定要彻底消除外邪，只要达到正气存内，邪不可干即可。化疗和放疗可通过杀死肿瘤细胞而使肿瘤缩小消失，但不能完全避免肿瘤转移，也不能彻底清除肿瘤细胞。相反，化疗或放疗的毒性还可降低机体的抗肿瘤免疫力，对骨髓、消化系统、肝、肾等重要器官产生毒性，甚至因此直接或间接导致患者死亡，这也就是俗话所说的放疗或化疗"敌我不分"的后果。按中医理论，肿瘤的化疗和放疗只重视了"祛邪"，而忽视了"扶正"，甚至伤及正气，因而方出现与治疗目的不相符的严重毒副作用。

从肿瘤发病的分子生物学机制角度来看，人体内癌基因和抑癌基因共存，在神经-免疫-内分泌网络的调控下，相互制约，抑癌基因占优势，多数人不患癌症；相反，当这种调控机制发生障碍时，癌基因占了优势，就易患癌症。前者就是正气存内，邪（癌基因）不可干（不致病），后者则是正气不足，邪（癌基因）占了优势，开始在体内"作怪"，导致癌症发生。

灵芝及其有效成分灵芝多糖之所以在体内具有抗肿瘤作用，是因为它能增强机体抗肿瘤免疫力，包括增强单核巨噬细胞、树突状细胞（DC）、自然杀伤细胞（NK）和细胞毒性T淋巴细胞（CTL）杀伤肿瘤细胞的功能，促进细胞因子如IFN-γ、TNF-α、IL-2等生成，增强这些细胞因子的抗肿瘤活性，抑制肿瘤细胞的免疫逃逸，抑制肿瘤血管新生，抑制肿瘤细胞的侵袭和黏附，逆转肿瘤细胞对抗肿瘤药的多药耐药性等，此外，灵芝及其有效成分对化疗药和放射线（也可以视为"邪"）引起的胃肠道、肝、肾、骨髓损伤有明显的保护作用（"祛邪"）。通过这些作用，灵芝扶持了正气，实现了"正气存内，邪（肿瘤）不可干"（图5-1）。

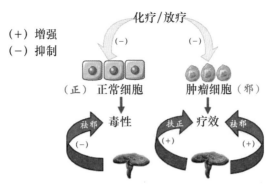

图 5-1 灵芝扶正祛邪辅助治疗肿瘤

第三节 民间应用灵芝治疗肿瘤

一、如何评价个例的疗效

20 世纪 90 年代开始，一些患者在肿瘤医院常规治疗肿瘤的同时，经医生同意或未告知医生，在肿瘤化疗和（或）放疗时，自行服用灵芝辅助治疗肿瘤，服用灵芝制剂的剂量、疗程长短由患者根据病情、疗效和有无不良反应自己调整，而疗效则多由患者原就诊医院复诊后得出。患者对灵芝的辅助治疗效果深信不疑，并通过口头或自媒体相传的方式在患者中推广应用。但学术界对此却表示怀疑，认为这些个例的疗效没有遵照循证医学的规定，未按随机对照试验（randomized controlled trial，RCT）设计进行，不科学，可能是偶然性。RCT 的特点是采用高度均一化（homogeneous）的标准，设计有对照的试验，以期证明服用灵芝患者与服用安慰剂（或阳性药）患者疗效的区别，若经统计学分析，显著优于服用安慰剂者则判定为有效（若以阳性药为对照时，灵芝的疗效至少应与阳性药相似）。

究竟如何评价这些个例的疗效和经验？这还要从《神农本草经》对灵芝性味功效的论述说起。在2000多年前的古代，古人是以"神农尝百草"的方式，即靠个人的医疗实践，积累经验而总结出灵芝的性味功效，一直沿用至今。在科技高速发展的今天，我们也完全可以从这些有明确诊断及客观疗效标准证明有效的病例中总结经验，评价灵芝辅助治疗肿瘤的疗效，作为对RCT评价疗效的一种补充。

中医诊治疾病强调"辨证论治"，即根据每个患者的具体病情进行治疗，处方用药因人而异，这就是现代医学越来越重视的"个体化治疗"原则。许多个人应用灵芝的病例，几乎都是根据自己的病情个体化用药，每个人都在用灵芝过程中找到自己的有效剂量和疗程，并随时调整用法，从而获得最佳疗效。而在按RCT标准进行的临床试验中，为了便于比较和统计，按事先设计好的剂量和疗程进行治疗，不能根据病情和疗效的变化进行调整。因而，试验中的有效病例都是限定在同一条件下才有效，而一些被宣布为无效的病例，有可能在调整剂量或疗程后，转为有效，但却因临床试验设计的缘故，未能统计在内。由此看来，为提高灵芝防治肿瘤的效果，采用个体化的用药方案十分重要。最好是由医生主导，设计、观察并记录个体化用药的治疗过程和结果，获得灵芝联合化疗或放疗治疗肿瘤的真实世界研究（real world study）数据，用来评价上市后的灵芝类药物治疗肿瘤的疗效。

二、灵芝治疗肿瘤的个例临床报告

在国内外民间，灵芝治愈癌症患者的案例虽多有传说，但罕见专业刊物报道灵芝治愈癌症的个例。最近，Wah Cheuk等在《国际外科病理杂志》上报告了服用灵芝孢子粉治愈一例胃弥漫性大 B 细胞淋巴瘤的病例报告。既往无病史的 47 岁男性患者于 2003 年 1 月来医院就诊，自称上腹部饥饿痛，经尿素呼气试验（urea breath test）检测幽门螺杆菌呈阳性，胃镜检查发现胃幽门部有大面积溃疡。取样活检，可见胃壁中大量中等到大型的淋巴样细胞浸润，核不规则，染色质泡状，核仁明显。免疫组化证明，这些细胞的 CD20（B 细胞分化抗原，在 95% 以上的 B 细胞性淋巴瘤中表达）呈阳性，但 CD3 为阴性，反映肿瘤细胞增殖活性的 Ki67 增殖指数高达 85%（图 5-2）。最终诊断为弥漫性大 B 细胞淋巴瘤（diffuse large B cell lymphoma）。鉴于尿素呼气试验呈阳性，从 2 月 1 日至 7 日进行根除幽门螺杆菌治疗，于 2 月 10

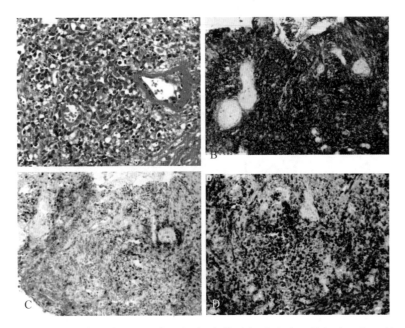

图 5-2　手术前胃镜活检标本。（A）中等到大型的淋巴样细胞，核不规则，染色质泡状，核仁明显。（B）这些细胞表达 CD20。（C）CD3 为阴性。（D）Ki67 增殖指数高达 85%

日进行手术切除。令人惊奇的是，在对切除的胃标本进行病理学检查时，未见弥漫性大 B 细胞淋巴瘤的病理组织学变化，反而可见大量 CD3$^+$ CD8$^+$细胞毒性小 T 淋巴细胞浸润胃壁全层，Ki67 增殖指数降低至 1% 以下（图 5-3）。而且，

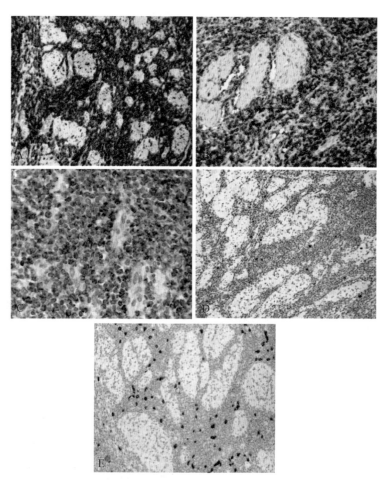

图5-3　胃切除标本的免疫组化研究。（A）几乎所有的小淋巴细胞都是CD3$^+$T 淋巴细胞。（B）绝大多数 T 淋巴细胞表达 CD8。（C）大多数 T 淋巴细胞表达细胞毒性标志物 T 淋巴细胞胞质内抗原 -1。（D）Ki67 增殖指数很低，小于 1%。（E）孤立且很少聚集的 CD20$^+$小 B 细胞存在于背景中

原位逆转录 PCR（RT-PCR）检测 T 淋巴细胞受体 β - 链家系
（TCR β ）mRNA 基因时，显示为多克隆模式，未检测到单克
隆 T 淋巴细胞群。询问患者得知，从 2 月 1 日至 5 日，他每
天服用了 60 粒灵芝（*Ganoderma lucidum*）孢子粉胶囊（厂商
推荐量的 3 倍）。手术后随访两年半期间，没有进行任何辅助
治疗，肿瘤未复发。作者认为，术后标本的免疫组化检查结
果不支持幽门螺杆菌根除治疗缓解大 B 细胞淋巴瘤的可能性，
推测可能是患者服用大剂量灵芝，促进细胞毒性 T 细胞对大 B
细胞淋巴瘤的主动宿主免疫反应，导致肿瘤完全消退[7]。此
个例报告，诊断明确，治疗过程清晰，灵芝孢子粉的疗效值得
重视，并进一步研究。

三、民间应用灵芝治疗肿瘤的调查报告

《健康灵芝》杂志是在中国台北出版的普及灵芝科学知识
的刊物，该刊 2007 年 36 期"一个机会，无限希望——从实务
经验看灵芝辅助癌症治疗的契机"一文，通过对灵芝从业者问
卷调查，总结 660 例应用灵芝辅助治疗肿瘤患者的情况，并对
灵芝的疗效进行了分析。

这个应用灵芝辅助治疗肿瘤的调查报告中，涉及的肿瘤包
括乳腺癌、肝癌、肺癌、鼻咽癌、大肠 / 直肠 / 结肠癌、子宫
颈癌、胃癌、口腔癌、白血病、前列腺癌、食管癌、卵巢癌、
淋巴瘤、膀胱癌、胰腺癌。

问卷调查的结果指出，660 余例用灵芝辅助治疗肿瘤的
患者中，64% 的患者产生了辅助治疗效果。其中，以罹患乳
癌和肝癌的个例最多，其次为肺癌、鼻咽癌、大肠 / 直肠 /
结肠癌、子宫颈癌、胃癌、口腔癌、白血病、前列腺癌和食
管癌（表 5-1）。

表 5-1　2005 年中国台湾主要癌症死因排序及服用灵芝有效的癌症排序

排行顺位（A）	1	2	3	4	5	6	7	8	9	10
排行位置（B）	2	1	4	1	6	7	9	15	5	10
癌症种类（C）	肺癌	肝癌	大肠/直肠/结肠癌	乳腺癌	胃癌	口腔癌	前列腺癌	脑癌	子宫颈癌	食管癌
排行顺位（A）	11	12	13	14	15	16	17	18	19	20
排行位置（B）	16	12	18	8	3	13	11	16	14	17
癌症种类（C）	胰腺癌	淋巴癌	胆囊癌	白血病	鼻咽癌	膀胱癌	卵巢癌	肾癌	子宫体癌	皮肤癌

注：A：据中国台湾卫生主管部门公布的 2005 年台湾主要癌症死因排序；B：据受访者所填答案，将服用灵芝有效的癌症种类进行排序；
C：标示黄色者为服用灵芝有效的最大癌症人群

调查表明，无论是对于放化疗的疗效或毒副作用以及患者本身的健康状况，灵芝均有一定作用。其中最普遍是"减轻放化疗副作用"和"增强免疫力（维持白细胞数量在一定水平）"，选填此二项的受访者分别为 71.7% 和 69.9%。分别有 61.1% 和 60.2% 的受访者表示，灵芝对癌症患者有"减轻疼痛"和"提高生活质量（包括精神好、食欲好、睡眠佳）"的作用。55% 的受访者观察到，灵芝能使癌症患者的"肿瘤缩小"，并"延长生命"。30% ～ 40% 受访者指出，癌症患者会因为服用灵芝而"未进一步扩散或转移""肿瘤消失""减少化疗的次数""未再复发"。另有 28% 的受访者表示，原本因身体虚弱而无法进行手术或放化疗的患者，在服用灵芝改善体质后，能接受进一步治疗[8]。

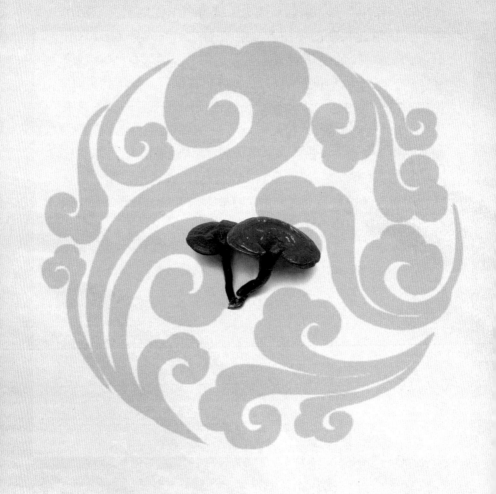

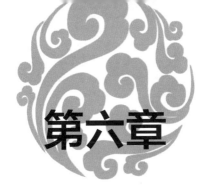

第六章

灵芝增强肿瘤患者化疗与放疗的临床疗效和改善肿瘤患者免疫功能

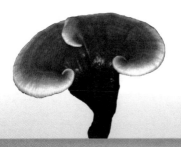

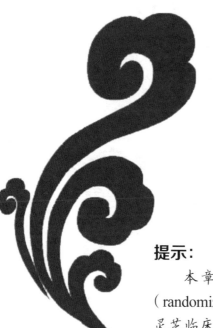

提示：

　　本章主要介绍符合随机对照试验（randomized controlled trial，RCT）要求的灵芝临床研究报告，包括灵芝增强肿瘤患者化疗与放疗的临床疗效，改善肿瘤患者免疫功能的临床研究。

第一节 灵芝增强肿瘤患者化疗与放疗的临床疗效

目前，灵芝的临床研究主要集中在灵芝辅助化疗或放疗治疗肿瘤的研究，包括观察灵芝与化疗和（或）放疗联合应用对疗效、免疫功能、生活质量、生存时间的影响等，也观察灵芝对化疗和（或）放疗的毒副作用的影响。

一、灵芝口服液配合化疗治疗中晚期非小细胞肺癌

焉本魁等（1998）报告，患者56例，其中男29例，女27例，平均年龄56.2岁，经胸部X线和肺计算机断层扫描（CT）以及经病理组织学或细胞学检查确诊为原发性中晚期非小细胞肺癌，其中肺腺癌32例，鳞状细胞癌15例，鳞腺癌7例，大细胞癌2例；Ⅱ～Ⅲ期患者26例，Ⅲ～Ⅳ期患者30例。患者不能或不愿手术或术后肺内复发、播散，一般情况好，生活质量评分（Karnofsky评分）＞60分，预计生存时间＞3个月，并具有影像学检查［X线、CT或磁共振成像（MRI）］可以测量的病灶以供客观评价。将患者随机分为治疗组（35例）和对照组（21例）。治疗前，Karnofsky评分分别为60.5分和70分，两组患者治疗前病情无显著性差异。治疗组采用顺铂加长春地辛的化疗方案，同时口服灵芝口服液（含灵芝子实体提取物）20 ml，一日3次，对照组的化疗方案同治疗组，但不加用灵芝口服液。

疗效判断：近期疗效——连续2个疗程化疗后，按照WHO实体瘤客观疗效评定标准，分为完全缓解（CR）、部分缓解（PR）、轻度缓解（MR）、稳定（SD）和进展/无效

（PD）。CR＋PR 计为缓解（RR），MR＋SD 为无变化（NC）。生活质量——按 Karnofsky 身体状况评分标准，用药 2 个疗程后，增加＞10 分者为改善，无变化为稳定，减少＞10 分为下降，观察红细胞（RBC）、白细胞（WBC）、血红蛋白（HGB）、血小板（PLT）、T 淋巴细胞及其亚群的变化。所统计患者必须完成 2 个疗程治疗，未完成治疗的或者中途中止或死亡的都判为无效（PD）。

经 2 个疗程治疗后，治疗组 35 例中 CR 2 例（5.7%），PR 21 例（60%），NC 9 例（25.71%），PD 3 例（8.57%），CR＋PR 23 例（65.71%）；对照组 CR 1 例（4.76%），PR 8 例（38.14%），NC 10 例（47.62%），PD 2 例（9.52%），CR＋PR 9 例（42.85%），两组缓解率比较，有显著性差异（$P < 0.01$）。治疗组 Karnofsky 评分增加 24 例（68.57%），稳定 7 例（20%），下降 4 例（11.43%）；对照组 Karnofsky 评分增加 9 例（42.85%），稳定 8 例（38.10%），下降 4 例（19.05%），治疗组生活质量改善率（68.57%）与对照组（42.85%）比较有显著性差异。其中治疗组生活质量改善率＞临床缓解率，表明治疗组有些病例虽未达到 CR 或 PR 标准，但其生活质量明显改善。治疗组治疗前后的各血象指标无明显变化，而对照组治疗后 RBC、WBC、HGB、PLT 均明显下降（表 6-1），表明灵芝口服液能减轻化疗对骨髓造血功能的抑制。治疗组 T 淋巴细胞亚群 T_3、T_4 和 T_8 治疗后均有不同程度的升高，较治疗前有显著性差异，对照组治疗后 T 淋巴细胞亚群 T_3、T_4 和 T_8 各有不同程度的降低，较治疗前无显著性差异（表 6-2），提示灵芝口服液能增强肿瘤患者的细胞免疫功能[9]。

表 6-1　两组治疗前后血象变化（$\bar{x} \pm s$）

分组	RBC（×10^{12}/L）		WBC（×10^9/L）		HGB（g/L）		PLT（×10^9/L）	
	治疗前	治疗后	治疗前	治疗后	治疗前	治疗后	治疗前	治疗后
治疗组	4.5±0.62	4.44±0.65	6.24±1.31	6.10±1.32	125±4	125±4	221±32	220±33
对照组	4.51±0.50	3.77±0.61*	6.79±1.46	5.13±2.16*	128±6	108±9*	217±46	183±67*

治疗前后比较，* $P < 0.05$

表 6-2　两组治疗前后 T 淋巴细胞亚群的变化（$\bar{x} \pm s$）

分组	T$_3$（%）		T$_4$（%）		T$_8$（%）		T$_4$/T$_8$	
	治疗前	治疗后	治疗前	治疗后	治疗前	治疗后	治疗前	治疗后
治疗组	37.9±6.5	42.9±5.8*	32.4±7.4	37.1±6.5*	23.5±6.3	26.2±5.7*	1.33±0.57	1.41±0.38
对照组	36.8±5.6	35.2±5.0	33.2±6.2	31.6±5.7	23.9±5.9	22.1±5.0	1.38±0.61	1.42±0.56

治疗前后比较，* $P < 0.05$

二、灵芝胶囊联合放化疗对宫颈癌并发人乳头瘤病毒感染患者的疗效

乔丽娟等（2021）报告确诊为宫颈癌并发人乳头瘤病毒（HPV）感染患者150例，年龄28～59岁，平均年龄（45.82±7.34）岁，将患者依据随机数表法随机分为观察组和对照组。其中观察组75例，病理类型：8例腺鳞癌患者，20例腺癌患者，47例鳞癌患者，国际妇产科联盟（FIGO）分期：33例为Ⅰb期，28例为Ⅱa期，14例为Ⅱb期；对照组75例，病理类型：6例腺鳞癌患者，19例腺癌患者，50例鳞癌患者，FIGO分期：32例为Ⅰb期，27例为Ⅱa期，16例患为Ⅱb期，两组患者无明显差异（$P > 0.05$）。诊断标准基于《2016年NCCN宫颈癌临床实践指南》。纳入标准：①患者经病理组织活检确诊为宫颈癌；②患者的身体情况符合相关化疗条件；③患者FIGO分期≤Ⅱb期，肿块直径不小于4 cm。排除标准：①排除合并其他严重系统疾病的患者；②排除不配合治疗或伴有严重精神疾病的患者；③排除伴有严重肾、肝功能不全的患者。对照组患者给予同步放化疗，放射治疗：①外照射采用调强适形放射治疗（IMRT），盆腔及淋巴引流计划靶区（PTV）总剂量45.0～50.4 Gy/25～28 F；②腔内后装放疗：28～30 Gy/4～5 F；外照射和后装放疗给予A点累积剂量≥85 Gy。同期化疗：给予紫杉醇联合顺铂的TP方案。顺铂30 mg/m²，持续静脉滴注30～60 min，紫杉醇60 mg/m²，持续静脉滴注60 min以上，1次/周，共5周。观察组在对照组的基础上给予口服灵芝胶囊（每粒含灵芝子实体提取物0.27 g），每次2粒，一日3次。按Resis实

体瘤疗效评定标准，采用 CT 对患者治疗前后的目标肿瘤病灶进行测量及评估：目标病灶的最大直径增大 ≥ 20% 或有新生病灶的出现为进展（PD）；目标病灶最大直径增大 < 20% 或目标病灶的最大直径缩小低于 30% 即为稳定（SD）；目标病灶的最大直径缩小 ≥ 30% 为部分缓解（PR）；目标病灶全部消失即为完全缓解（CR）。患者总缓解率＝（SD ＋ PR ＋ CR）例数 / 患者总例数 ×100%。检测外周血 T 淋巴细胞亚群（$CD4^+$、$CD8^+$），并计算 $CD4^+$/$CD8^+$ 比值；血清 IL-6、TNF-α、C 反应蛋白（CRP）；免疫组化 SP 法检测肿瘤组织 VEGF、CD105 蛋白表达水平。

　　结果：治疗后观察组 CR 12 例、PR 36 例、SD 17 例、PD 10 例，总缓解率为 86.67%；对照组 CR 7 例、PR 28 例、SD 19 例、PD 21 例，总缓解率为 72.00%，两组间比较有显著性差异（$P < 0.05$）。治疗后，两组患者 $CD4^+$、$CD4^+$/$CD8^+$ 均增高，$CD8^+$ 均降低，但观察组增高程度或降低程度与对照组比较均有显著差异（表 6-3）。两组治疗前 IL-6、TNF-α、CRP 水平无显著差异（$P > 0.05$），治疗后两组 IL-6、TNF-α、CRP 水平均下降，观察组较对照组降低更显著（表 6-4）；两组患者治疗前 VEGF、CD105 蛋白水平无显著差异（$P > 0.05$），治疗后两组患者 VEGF、CD105 蛋白水平均降低，观察组显著低于对照组（表 6-5）。结论：灵芝胶囊联合同步放化疗可有效改善宫颈癌并发人乳头瘤病毒感染患者疗效，提高患者免疫功能，抑制肿瘤新生血管的形成[10]。

表 6-3　两组外周血 T 淋巴细胞亚群（%，$\bar{x}\pm s$）

组别	例数	CD4 +（%）		CD4 +/CD8 +		CD8 +（%）	
		治疗前	治疗后	治疗前	治疗后	治疗前	治疗后
观察组	75	26.34±3.41	39.23±4.45**	0.81±0.01	1.49±0.18*	34.31±4.08	25.24±3.21*
对照组	75	25.45±3.58	31.23±3.83	0.82±0.02	1.19±016	35.19±4.26	30.34±4.01

与对照组比较，* $P < 0.05$，** $P < 0.01$

表 6-4　两组血清细胞因子水平比较（$\bar{x}\pm s$）

组别	例数	IL-6（ng/ml）		TNF-α（ng/L）		CRP（mg/L）	
		治疗前	治疗后	治疗前	治疗后	治疗前	治疗后
观察组	75	10.68±3.12	4.35±1.03*	132.34±16.21	87.34±10*.15	23.42±3.16	12.34±1.45**
对照组	75	10.46±2.91	8.34±1.16	133.45±17.03	100.23±11.42	23.43±3.46	18.34±2.19

与对照组比较，* $P < 0.05$，** $P < 0.01$

表 6-5　两组 VEGF、CD105 蛋白水平比较（$\bar{x}\pm s$）

组别	例数	VEGF（pg/ml）		CD105 蛋白（μg/ml）	
		治疗前	治疗后	治疗前	治疗后
观察组	75	295.24±27.24	156.45±19.24**	137.57±16.86	32.35±3.27*
对照组	75	295.35±28.02	196.34±21.45	138.35±16.45	51.45±6.39

与对照组比较，* $P < 0.05$，** $P < 0.01$

三、灵芝孢子粉辅助化疗治疗消化系统肿瘤

齐元富等（1999）报告，200 例住院肿瘤患者，均经细胞学或病理学诊断（肝癌为临床诊断）。全部病例经 Karnofsky 生活质量评分＞ 60 分，本次治疗前 1 个月内未经过抗癌治疗，且无心、肝、肾、脑功能异常和骨髓造血功能障碍。试验组 100 例中，胃癌 34 例，食管癌 25 例，肝癌 21 例，大肠癌 13 例，其他（胰腺癌、胆囊癌、胆管癌、胃恶性淋巴瘤）7 例。男性 61 例，女性 39 例；年龄 26 ～ 72 岁，平均 54.4 岁；肿瘤淋巴结转移（TNM）分期：Ⅲ期 36 例，Ⅳ期 64 例；病程 0.2 ～ 18 个月，平均 2.3 个月。对照组 100 例中，胃癌 32 例，食管癌 28 例，肝癌 26 例，大肠癌 9 例，其他（胰腺癌、胆囊癌、壶腹周围癌）5 例。男性 68 例，女性 32 例；年龄 24 ～ 76 岁，平均 58.3 岁；Ⅲ期 32 例，Ⅳ期 68 例；病程 0.2 ～ 21 个月，平均 2.7 个月。试验组口服灵芝孢子粉胶囊（0.25 克 / 粒），每次 4 粒，每日 3 次。对照组口服贞芪扶正冲剂（每包 15 g），每次 1 包，每日 3 次。服药 4 周为 1 个疗程，每例用药不少于 2 个疗程。两组患者均在每疗程开始当日行常规化疗。胃癌、肝癌及大肠癌等用 5- 氟尿嘧啶＋多柔比星＋丝裂霉素（FAM 方案），食管癌用卡铂＋ 5- 氟尿嘧啶＋平阳霉素（CFP 方案）。4 周为 1 个周期，连续应用 2 个

周期。疗程结束后判定疗效。治疗过程中，除化疗期间适当给予静脉营养支持外，均未给予升白细胞、升血小板及止吐药物。

治疗结果如下：①近期客观疗效：按 1979 年 WHO 实体瘤疗效标准评定，分完全缓解（CR）、部分缓解（PR）、不变（NC）、进展（PD），其中 CR＋PR 计为有效。试验组有效率为 43%，其中 CR 3 例、PR 40 例、NC 45 例、PD 12 例；对照组有效率为 33%，其中 CR 2 例、PR 31 例、NC 48 例、PD 19 例。两组间有显著性差异（$P < 0.05$）。②生活质量变化：采用 Karnofsky 生活质量评分法评定生活质量，治疗后 Karnofsky 生活质量评分提高 ≥ 10 分为上升，减低 > 10 分为下降，上、下波动在 10 分以内为稳定。试验组生活质量上升 66 例，稳定 23 例，下降 11 例；对照组生活质量上升 49 例，稳定 19 例，下降 32 例。两组比较有显著性差异（$P < 0.05$）。③体重变化：治疗后体重增加 ≥ 1.5 kg 为上升，减少 > 1.5 kg 为下降，上、下波动在 1.5 kg 以内为稳定。试验组体重上升 68 例，稳定 21 例，下降 11 例；对照组体重上升 45 例，稳定 26 例，下降 29 例。两组比较有显著性差异。④外周血象变化：试验组治疗末白细胞恢复正常者 89 例，低于正常者 11 例；对照组恢复正常者 93 例，低于正常者 7 例。两组比较无显著性差异（$P > 0.05$）。试验组血小板恢复正常者 92 例，低于正常者 8 例；对照组恢复正常者 95 例，低于正常者 5 例。两组比较无显著性差异（$P > 0.05$）。⑤免疫功能变化：与治疗前比较，治疗后试验组 CD3$^+$（%）、CD4$^+$/CD8$^+$、T 淋巴细胞转化率（%）均显著增加，且与对照组治疗后比较也有显著性差异（$P < 0.05$）；对照组上述免疫指标治疗前后无显著变化（表 6-6）。试验组服药期间未见明显不良反应。

结果表明，灵芝孢子粉胶囊可作为肿瘤化疗的辅助治疗药，具有增效、减毒和改善免疫功能作用[11]。

表 6-6　两组患者治疗前后免疫学变化比较

组别	例数		CD3⁺（%）	CD4⁺/CD8⁺	T 淋巴细胞转化率（%）	补体 C3（g/L）	IgG（g/L）
试验组	100	治疗前	55.35 ± 7.30	1.35 ± 0.67	60.19 ± 8.05	1.05 ± 0.37	6.42 ± 3.59
		治疗后	$67.23 \pm 6.61^{**\triangle}$	$1.58 \pm 0.44^{*\triangle}$	$65.02 \pm 9.64^{*\triangle}$	1.12 ± 0.31	7.76 ± 4.12
对照组	100	治疗前	55.16 ± 6.32	1.31 ± 0.72	58.45 ± 7.56	1.08 ± 034	7.25 ± 3.81
		治疗后	58.12 ± 7.88	1.46 ± 0.85	61.81 ± 10.20	$1.17 \pm 0.26^{*}$	7.93 ± 4.64

$\bar{x} \pm s$；* $P < 0.05$，** $P < 0.01$，与本组治疗前比较；$\triangle$ $P < 0.05$，与对照组治疗后比较

四、灵芝孢子粉联合化疗对原发性肝癌手术后复发的影响

　　甄作均等（2012）报告，采用完全随机对照的前瞻性研究，将 60 例肝癌根治性切除术后患者随机分为术后常规治疗组和灵芝孢子粉治疗组，每组各 30 例。两组患者年龄、性别构成比、肿瘤大小以及术前血清甲胎蛋白（AFP）＞20 ng/ml、微血管侵犯、肿瘤卫星结节、乙肝病毒感染和肝硬化患者比例均无明显差异，术后抗病毒治疗患者比例以及术中输血、住院时间，也无明显差异。肝癌根治性切除术后病理诊断均为肝细胞肝癌。研究起点为肝癌根治性切除术后第 1 天，

研究主要终点为肝癌术后复发，次要终点为术后死亡。随访时间 2 年，同时记录相关治疗的不良反应。无瘤生存期（DFS）为肝癌根治性切除术后至肿瘤复发时间，总生存期（OS）为肝癌根治性切除术后至患者术后死亡或随访结束的时间。常规治疗组术后给予放化疗，加服其他免疫调节药物，根据病情给予护肝或抗病毒等常规治疗。灵芝孢子粉治疗组在常规治疗的基础上加用灵芝孢子粉，每次口服 5 粒（每粒 0.3 g），每日 3次，连续服用半年。治疗过程中如出现肝癌复发或转移，仍继续服用至规定疗程。患者术后严密随访，每 3 个月复查一次，复发诊断标准为 CT 或 MRI 诊断为肝癌复发，或肝穿刺活检病理诊断为肝癌。结果：常规治疗组和灵芝孢子粉治疗组全部病例完成随访，灵芝孢子粉治疗组无退出治疗的病例。两组患者在肿瘤复发前均未接受其他抗肿瘤治疗与免疫治疗。2年无瘤生存率灵芝孢子粉治疗组为 70.0%，显著高于常规治疗组的 53.3%（$P < 0.05$）。灵芝孢子粉治疗组平均复发时间为 13.4 个月，显著长于常规治疗组的 8.7 个月（$P < 0.05$）。2 年随访期中，灵芝孢子粉治疗组和常规治疗组肿瘤术后复发分别为 9 例和 14 例。肿瘤复发后，灵芝孢子粉治疗组仍继续服用灵芝孢子粉治疗。2 年总体生存率灵芝孢子粉治疗组为83.3%，常规治疗组为 60.0%，灵芝孢子粉治疗组显著高于常规治疗组（$P < 0.05$）。术后两组患者的并发症和药物不良反应发生率无显著性差异（$P > 0.05$）。结果表明，灵芝孢子粉可以减少肝癌根治性切除术后复发，延长患者总体生存率，安全有效[12]。

五、薄芝糖肽注射液联合伽马刀治疗晚期肺癌

崔屹等（2012）报告，84 例晚期肺癌患者，男性 53 例，

女性 31 例，平均年龄 57.3 岁，有转移者 53 例。其中鳞癌 38 例，腺癌 16 例，小细胞癌 22 例，大细胞癌 8 例。患者血常规均正常，Karnofsky 生活质量评分 > 60 分，肿物直径 0.8 ～ 13.4 cm；均经外科会诊后认为不宜手术切除。将患者随机分为联合组（伽马刀加薄芝糖肽注射液治疗）和对照组（单纯伽马刀治疗），每组 42 例。两组患者在年龄、性别、病灶大小、临床症状和实验室检测指标等方面的差异均无统计学意义，具有可比性（$P > 0.05$）。

采用 SGS-Ⅰ型立体定位超级伽马射线放射治疗系统。患者均经螺旋 CT 增强薄层扫描后取得定位影像；其三维图像重建、显示均在治疗规划系统上进行；计划靶体积根据肿瘤所在位置及其大小确定，等剂量曲线为 50% ～ 60%，肿瘤直径 < 5 cm 的单次剂量为 3 ～ 4 Gy，肿瘤直径 > 5 cm 的单次剂量为 2.5 ～ 3.5 Gy，多次治疗总剂量为 35 ～ 45 Gy；治疗 8 ～ 12 次，通常每天 1 次。联合组于伽马刀治疗前 3 天静脉输注薄树芝（薄芝）[*Ganoderma capense*（Lloyd）Teng] 糖肽注射液，每天 6 ml，每 3 周为 1 个疗程，共 3 个疗程。对照组单纯进行伽马刀治疗。分别于伽马刀治疗前后测定患者的外周 WBC、癌胚抗原（CEA）水平；比较患者治疗前后 Karnofsky 生活质量评分，以视觉模拟评分（VAS）法评定疼痛程度；在治疗 6 个月复查胸部 CT 扫描，评估疗效。参考 WHO 实体瘤疗效评定标准：根据急性放射反应分级标准记录患者住院治疗期间发生的不良反应。

结果：联合组 CR 3 例，PR 23 例，SD 9 例，PD 6 例，死亡 1 例；对照组 CR 1 例，PR 15 例，SD 12 例，PD 10 例，死亡 4 例。联合组的疗效优于对照组（$P < 0.05$）。治疗后患者 WBC、VAS、Karnofsky 生活质量评分均有不同程度的改善或

变化，联合组较对照组改善更明显（ $P < 0.05$ ）。联合组与对照组比较，CEA 指标变化无显著性差异（表 6-7）。

治疗期间两组均出现 WBC 减少、胸腔积液和呼吸道反应（咳嗽、咳痰、咯血等）。联合组患者不良反应的发生率显著低于对照组（表 6-8）。结果显示，薄芝糖肽注射液联合伽马刀治疗晚期肺癌能增强伽马刀的疗效，减轻伽马刀治疗的副作用[13]。

表 6-7　两组患者 WBC、CEA 指标、Karnofsky 生活质量评分、VAS 比较（ $\bar{x}\pm s$ ）

组别	n	时间	WBC（ $\times 10^9$/L）	CEA 指标	Karnofsky 生活质量评分	VAS
对照组	42	治疗前	4.87± 2.52	41.6± 40.8	63.54± 15.33	4.55± 1.64
		治疗后	3.16± 1.74*	38.7± 36.8	65.47± 10.45*	3.07± 1.33*
联合组	42	治疗前	4.65± 2.65	43.7± 39.7	60.85± 17.54	4.58± 1.95
		治疗后	4.08± 2.14*#	32.5± 35.4	77.45± 19.35*#	2.33± 1.21*#

*$P < 0.05$，与治疗前比较；#$P < 0.05$，与对照组治疗后比较

表 6-8　两组患者的不良反应

组别	n	WBC 减少	胸腔积液增加	呼吸道反应
对照组	42	71.4%（30/42）	45.2%（19/42）	35.7%（15/42）
联合组	42	45.2%（19/42）*	23.8%（10/42）*	21.4%（9/42）*

*$P < 0.05$，与对照组比较

六、灵芝菌丝体水溶性提取物抑制结直肠腺瘤发展

Oka S（2010）报告，已知从灵芝（*Ganoderma lucidum*）菌丝体培养基中提取的水溶性提取物（MAK），有预防动物移植性肿瘤作用。为了确定 MAK 在临床上是否有预防肿瘤作用，将经结肠镜检查确定为结直肠腺瘤的患者，随机分为 MAK 组（123 例）和对照组（102 例）。MAK 组，每日服用 MAK 1.5 g，连续服用 12 个月，对照组不服用 MAK。12 个月后随访患者，进行结肠镜检查，记录患者的全部腺瘤大小、部位和肉眼观察的类型。在纳入 MAK 组的 123 名患者中，96 名符合条件的患者完成了试验。结果：治疗 12 个月后，MAK 组腺瘤数量（均值 ±SE）减少（－0.42±0.10），对照组腺瘤数量增加（0.66±0.10）；MAK 组腺瘤总大小减少（－1.40 mm±0.64 mm），对照组腺瘤总大小增加（1.73 mm±0.28 mm），两组间腺瘤数量和总大小的变化之间有显著性差异（$P < 0.01$）。

结直肠腺瘤是发生在结直肠黏膜腺上皮的良性肿瘤，包括结肠腺瘤与直肠腺瘤。因与大肠癌的发生关系密切，被认为是一种癌前病变。结果表明，MAK 可抑制癌前病变——结直肠腺瘤的发展[14]。

第二节　灵芝改善肿瘤患者免疫功能

一、灵芝水煎剂改善肿瘤患者免疫功能

王怀瑾等（1999）报告，单用灵芝水煎剂治疗恶性肿瘤患者 22 例，其中有病理学诊断的 16 例，包括肺鳞癌 8 例，小细胞肺癌 1 例，浸润型乳腺癌 5 例，结肠腺癌 2 例；符合

临床诊断标准的原发性肝癌 6 例。1 个月以内均未进行过放疗或化疗以及生物反应修饰剂治疗，每日用干燥灵芝药材 50 g，加水 500 ml，温火煎 30 min，去渣留药汁，早晚分服，共 4 周。服灵芝水煎剂期间，未应用其他生物反应修饰剂及中药。

服药前后对照检查免疫学指标、肿瘤标志酶 γ - 谷氨酰转肽酶（γ-GT）、肝肾功能、血象、影像学（CT、MRI、B 超，至少一项）。按 WHO 实体瘤疗效标准评价疗效：完全缓解（CR）：病变完全消失，超过 4 周；部分缓解（PR）：肿块缩小 50% 以上，维持 4 周以上；好转或微效（MR）：肿块缩小 25% 以上，但少于 50%，无新病灶出现；稳定（SD）：肿块缩小少于 25%，或增大未超过 25%，无新病灶出现；进展（PD）：肿块增大超过 25%，或出现新病灶。

治疗结果：CR 1 例，PR 2 例，MR 4 例，SD 14 例，PD 1 例，有效率 CR ＋ PR 为 13.6%。其中 1 例 CR 病例为结肠腺癌术后右侧胸膜转移伴少量胸腔积液，服用灵芝水煎剂 1 个月后胸腔积液消失，4 周后复查胸腔积液仍无反复。治疗前后 Karnofsky 评分比较：升高 10 分以上者 8 例，占 36.4%，降低 10 分以上者 2 例，占 9.1%；全身乏力症状减轻者 7 例，占 31.8%。治疗后患者免疫功能改善，$CD3^+$、$CD4^+$、$CD4^+/CD8^+$ 比值、自然杀伤（NK）细胞活性、淋巴细胞转化率、IL-2 活性均比治疗前显著升高，$CD8^+$ 则比治疗前显著降低（表 6-9）。服用灵芝前后，γ - 谷氨酰转移酶（γ-GT）含量从 101.03 IU/L±17.79 IU/L 降至 70.65 IU/L±15.05 IU/L（$P < 0.01$）。

用药期间未见恶心、呕吐等消化道反应，肝肾功能、白细胞、血红蛋白、血小板均无异常改变。

表 6-9　服用灵芝水煎剂前后 22 例患者免疫指标变化（$\bar{x} \pm SD$）

指标	服药前	服药后	P 值
CD3$^+$（%）	58.94±5.47	61.50±8.28	＜0.01
CD4$^+$（%）	35.34±3.04	38.62±5.22	＜0.01
CD8$^+$（%）	24.78±2.28	22.70±3.06	＜0.01
CD4$^+$/CD8$^+$	1.43	1.70	＜0.01
NK 细胞（%）	18.92±2.38	20.63±4.58	＜0.01
淋巴细胞转化率（%）	39.47±4.49	44.80±3.06	＜0.01
吞噬率（%）	54.93±6.23	58.25±8.65	＞0.05
吞噬指数	2.74±0.40	3.45±0.85	＞0.05
IL-2 活性（pg/ml）	48.18±6.01	55.50±8.12	＜0.01
肿瘤坏死因子（pg/ml）	29.96±3.94	38.78±5.09	＞0.05

　　本临床研究单用灵芝水煎剂有效率仅为 13.6%，疗效较低，可能是因为已长至很大的瘤块已超出了免疫治疗的 0 级动力学杀灭范围，而经过手术切除、放疗或化疗后的残留或微小转移病灶，进行免疫治疗可能获得良好效果。故灵芝如与手术、放疗及化疗协同治疗，可能产生更好的抗肿瘤作用。γ-GT 作为代表细胞癌变程度的肿瘤标志酶之一，其增高常与癌变进程呈正相关。服用灵芝后，癌组织及血清中 γ-GT 活性降低，提示灵芝可能促进癌细胞向正常细胞再分化[15]。

二、灵芝提取物胶囊改善肿瘤化疗患者的细胞免疫功能

　　林能俤等（2004）将符合 1979 年《中国常见恶性肿瘤诊治规范》要求，且经病理学、细胞学和 CT 检查证实的 114 例癌症（胃癌、食管癌、肺癌、肝癌、宫颈癌、结肠癌和膀胱

癌）患者随机分为化疗＋灵芝组（66 例）和化疗对照组（48 例）进行治疗前后对照和组间比较，观察灵芝提取物胶囊配合化疗治疗肿瘤的疗效。化疗对照组：选用 FAM 化疗方案治疗，即 5- 氟尿嘧啶 300 mg/m^2，静滴，每周 2 次；阿霉素 30 mg/m^2，静滴，每周 1 次，于第 1 和第 4 周用；丝裂霉素 3 mg/m^2，静推，每周 1 次。6 周为 1 疗程。根据病情于 4 ～ 5 个月后再用 1 疗程加以巩固。化疗＋灵芝组：化疗方案同化疗对照组，从化疗开始包括化疗以后口服灵芝提取物胶囊（每粒含灵芝提取物 600 mg），每次服 4 粒，每日 4 次，40 天为 1 疗程。结果可见，治疗前后化疗＋灵芝组的自然杀伤细胞（NK）活性和 CD3$^+$、CD4$^+$、CD8$^+$T 淋巴细胞亚型（%）均无显著改变，化疗对照组治疗后的 NK 活性和 CD3$^+$、CD4$^+$、CD8$^+$细胞亚型（%）均明显降低（表 6-10），提示灵芝提取物胶囊可改善化疗所致癌症患者的免疫功能抑制。此外，灵芝组患者的中医临床症状、生活质量均获改善[16]。

表 6-10　治疗前后 T 淋巴细胞亚群的变化

组别	例数		CD3$^+$	CD4$^+$	CD8$^+$
化疗＋灵芝组	66	治疗前	51.43±6.00	36.57±6.69	31.20±6.90
		治疗后	50.67±6.29	37.10±6.49	30.24±7.60
化疗对照组	48	治疗前	50.99±6.52	37.75±7.40	30.99±6.69
		治疗后	43.38±6.39*	31.01±6.31*	26.42±7.15*

与组内治疗前比较，* $P < 0.05$

三、灵芝口服液改善直肠癌手术后患者免疫功能

卢茂松等（2003）报告，直肠癌患者 60 例（男 42 例，

女 18 例），年龄 30 ～ 69 岁，平均 50 岁。患者均经手术治疗，直肠癌根治术 41 例，乙状结肠造瘘术 19 例。将患者随机分为对照组与治疗组，每组各 30 例。治疗组术后第 7 天开始服用灵芝口服液每次 20 ml，每日 3 次，1 个月为一个疗程。对照组未服用灵芝口服液，其他治疗同治疗组。两组手术后第 6 天及术后 36 天取外周静脉血测 T 淋巴细胞亚型，同时检测血压、心电图、肝功能及肾功能，并记录一般状况。T 淋巴细胞亚群检测数据以平均值 ± 标准差表示，进行 t 检验。结果可见，两组患者一般状态均有改善，如食欲增加、睡眠好转、疼痛减轻、体重增加，可能是手术的效应，治疗组较对照组更明显一些。治疗组患者服用灵芝口服液后，外周血 T 淋巴细胞亚型 CD3$^+$、CD4$^+$ 和 CD4$^+$/CD8$^+$ 比值显著增加（$P < 0.001$），但 CD8$^+$ 无显著改变。对照组患者术后 6 天与 36 天 CD3$^+$、CD4$^+$ 和 CD8$^+$ 无显著变化（$P > 0.05$），CD4$^+$/CD8$^+$ 比值明显增加（$P < 0.05$）（表 6-11）。两组患者

表 6-11　灵芝口服液对 T 淋巴细胞亚型的影响

组别	检测时间	CD3$^+$	CD4$^+$	CD8$^+$	CD4$^+$/CD8$^+$
治疗组	术后 6 天	56.333± 9.503	38.666± 8.083	38.166± 7.493	1.029± 0.220
	术后 36 天	63.866± 10.667	47.666± 9.521	39.800± 9.208	1.249± 0.250
	P 值	= 0.000	= 0.000	= 0.223	= 0.000
对照组	术后 6 天	56.566± 12.881	42.166± 8.631	39.966± 5.762	1.051± 0.209
	术后 36 天	60.600± 10.769	42.666± 8.568	37.300± 6.471	1.161± 0.258
	P 值	= 0.182	= 0.668	= 0.080	= 0.005

的血压、心电图、肝肾功能治疗前后均无改变。可见，灵芝口服液有益于改善直肠癌术后一般状况，提高患者细胞免疫功能。

四、破壁灵芝孢子粉改善非小细胞肺癌化疗患者细胞免疫功能

王跃辉等（2014）报告，58 例非小细胞肺癌患者。其中，男 32 例，女 26 例；年龄 32 ～ 70 岁，平均年龄 59 岁；其中肺鳞癌 20 例，肺腺癌 38 例；Ⅲa 期 17 例，Ⅲb 期 25 例，Ⅳ期 16 例；Ⅳ期中合并肺内转移 6 例，肝转移 5 例，肾上腺转移 2 例，骨转移 3 例。将患者随机分为两组：试验组和对照组各 29 例。两组患者一般情况无显著性差异（$P > 0.05$），具有可比性。试验组 29 例，TP 方案（紫杉醇 135 ～ 175 mg/m^2，第 1 天；顺铂 20 ～ 25 mg/m^2，第 1 ～ 3 天，3 周方案，连续 4 个周期）化疗，同时口服破壁灵芝孢子粉（采用低温物理法破壁，破壁率＞ 90%），1 克 / 次，每日 3 次，4 周为 1 个疗程，连续应用 3 个疗程；对照组 29 例，单独应用 TP 方案化疗。两组化疗前后常规给予抗过敏、止吐、保肝辅助治疗。两组患者均于化疗前及第 2、4 周期化疗后分别检测外周血 T 淋巴细胞亚群（CD3$^+$、CD4$^+$、CD8$^+$、CD4$^+$/CD8$^+$）水平。采用 SPSS17.0 统计软件进行统计分析。计量资料以均数 ± 标准差（$\bar{x} \pm s$）表示，采用 t 检验；计数资料采用 χ^2 检验。以 $P < 0.05$ 为差异具有统计学意义（显著性差异）。结果：治疗后试验组外周血 T 淋巴细胞亚群 CD3$^+$、CD4$^+$的水平以及 CD4$^+$/CD8$^+$比值较化疗前显著增高，且治疗后 CD4$^+$/CD8$^+$比值升高较对照组有显著性差异（$P < 0.05$）。对照组 4

周期化疗后 CD3$^+$、CD4$^+$ 的水平以及 CD4$^+$/CD8$^+$ 比值显著降低（表 6-12）。结果指出，破壁灵芝孢子粉可提升非小细胞肺癌化疗患者的 T 淋巴细胞亚群指标，改善患者的细胞免疫功能[17]。

表 6-12 两组患者治疗前后 T 淋巴细胞亚群的变化（$\bar{x}\pm s$）

组别	例数	时间	CD3$^+$（%）	CD4$^+$（%）	CD8$^+$（%）	CD4$^+$/CD8$^+$
试验组	29	化疗前	61.28±7.34	38.52±4.85	27.76±3.67	1.35±0.14
		2周期化疗后	64.06±7.14*	41.60±4.72*	23.16±3.35*	1.88±0.12*#
		4周期化疗后	67.94±7.42*	45.35±4.69*	20.07±3.42*	2.36±0.17*#
对照组	29	化疗前	60.81±7.40	39.18±4.62	28.39±3.21	1.37±0.12
		2周期化疗后	59.16±7.13	37.28±4.43	29.16±3.18	1.20±0.21
		4周期化疗后	57.27±7.52*	35.96±4.18*	31.04±3.32*	1.09±0.18*

与化疗前比较，*$P<0.05$；与对照组比较，#$P<0.05$

五、灵芝孢子粉改善肝细胞肝癌患者手术后细胞免疫功能

甄作均等（2013）采用计算机随机数字表法将 70 例肝细胞肝癌患者随机分为常规护肝治疗组（常规护肝组）和灵芝孢子粉治疗组（灵芝孢子粉组）。常规护肝组 35 例，其

中男30例，女5例，年龄（51±10）岁；灵芝孢子粉组35例，男28例，女7例，年龄（50±9）岁。另选择35例健康体检者作为健康对照组。常规护肝组术后1天开始给予复方甘草酸苷注射液＋极化液；灵芝孢子粉组在常规护肝治疗的基础上，术后1天开始口服灵芝孢子粉（每粒0.3 g），每次5粒，一日3次。分别于术前（或入组时）及术后1、7、28天检测外周血T淋巴细胞亚群（CD4$^+$、CD8$^+$）和自然杀伤（NK）细胞。CD4$^+$、CD8$^+$、NK细胞占淋巴细胞百分率的比较采用t检验。结果显示，肝细胞肝癌患者CD4$^+$细胞百分率（34%±7%），较健康对照组（43%±7%）明显降低（$P < 0.05$）；肝细胞肝癌患者CD8$^+$细胞百分率（30%±3%）较健康对照组（27%±3%）明显升高（$P < 0.05$）；肝细胞肝癌患者NK细胞百分率（13%±4%）较健康对照组（19%±5%）明显降低（$P < 0.05$）。常规护肝组肝细胞肝癌患者术前的CD4$^+$、CD8$^+$及NK细胞百分率与灵芝孢子粉组患者术前比较无显著性差异。与术前相比，两组肝细胞肝癌患者术后1天的CD4$^+$、CD8$^+$及NK细胞百分率均显著降低。灵芝孢子粉组术后7、28天的CD4$^+$细胞百分率与常规护肝组比较明显升高，CD8$^+$细胞百分率明显降低，NK细胞百分率明显升高（表6-13）。结果显示，肝细胞肝癌患者术前及术后早期细胞免疫功能受到抑制，术后早期应用灵芝孢子粉可改善患者的细胞免疫抑制状态，有利于维护机体的免疫平衡，对患者术后的恢复及预后具有积极意义[18]。

表 6-13　两组肝细胞肝癌患者围术期外周血 T 淋巴细胞亚群与 NK 细胞占淋巴细胞百分率（%）的比较

组别	例数	CD4⁺细胞				CD8⁺细胞				NK 细胞			
		术前	术后1天	术后7天	术后28天	术前	术后1天	术后7天	术后28天	术前	术后1天	术后7天	术后28天
常规护肝组	35	34±7	29±4	33±5	38±6	30±4	28±4	33±5	29±3	14±4	12±4	15±3	16±4
灵芝孢子粉组	35	34±7	30±3	37±4*	42±7*	31±3	28±3	29±3*	27±3*	13±4	10±3	17±3*	18±4*

$\bar{x} \pm s$；与常规护肝组比较，*$P < 0.05$

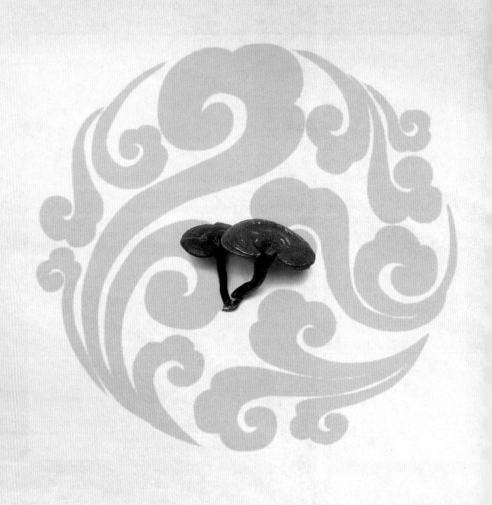

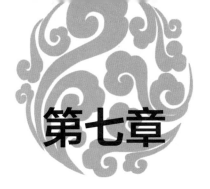

第七章

灵芝提高肿瘤患者生活质量和减轻化疗与放疗的毒性

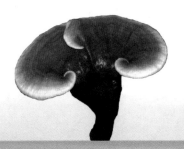

提示：

    本章介绍灵芝辅助化疗和（或）放疗提高肿瘤患者生活质量，减轻化疗与放疗毒副作用的研究，以及灵芝辅助治疗肿瘤疗效的荟萃分析。

第一节　灵芝提高肿瘤患者生活质量

一、灵芝孢子粉改善接受内分泌治疗的乳腺癌患者的癌相关性疲劳

Zhao H 等（2012）将 48 名进行内分泌治疗并具有癌相关性疲劳症状的乳腺癌患者随机分为试验组（25 例）和对照组（23 例），两组患者的年龄、体重指数、乳腺癌的临床分期、更年期、内分泌治疗持续时间、体力和饮食均无显著性差异（$P > 0.05$）。在内分泌治疗的基础上，试验组患者加服灵芝孢子粉每次 1000 mg，一日 3 次，共治疗 4 周。对照组加服安慰剂作为对照。在治疗前后，患者按癌症治疗相关疲劳功能评估表（FACT-F，评分增加表示改善）、焦虑及抑郁量表（HADS，评分减少表示改善）、生活质量问卷表（EORTC QLQ-C30，评分减少表示改善）进行评估，并检测患者血液中的癌症治疗相关疲劳的标志物 TNF-α 和 IL-6 的水平以及肝肾功能。应用配对检验及回归分析对结果进行统计学分析。

FACT-F 评估结果显示，与对照组相比，试验组患者接受灵芝孢子粉治疗后身体状况评分及疲劳程度评分均明显升高（表 7-1）。HADS 及 EORTC QLQ-C30 结果显示，试验组患者的焦虑、抑郁减轻，疲劳、睡眠障碍、食欲不振改善，生活质量满意度增高（表 7-2，表 7-3）。试验组患者用药前后血液中 TNF-α 分别为 128.70 pg/ml 和 71.89 pg/ml，IL-6 分别为 62.43 pg/ml 和 37.62 pg/ml，用药后 TNF-α 和 IL-6 均明显降低，对照组则无明显变化（图 7-1，图 7-2）。试验期间两组患者肝肾功能检查未见异常。服用灵芝孢子粉患者出现头晕（4

例)、口干（3例）、腹泻、胃不适和恶心（各2例）、鼻出血、喉咙痛（各1例）等轻度不良反应。结果指出，灵芝孢子粉可改善接受内分泌治疗乳腺癌患者的癌相关性疲劳，减轻患者的抑郁程度，提高生活质量[19]。

表 7-1　试验组和对照组 FACT-F 评分

分量表（分数范围）	试验组（$n = 25$）	对照组（$n = 23$）
身体状况（0 ～ 28）		
治疗前	20.35±4.07	19.43±4.19
治疗后	24.62±3.27**##	20.65±3.97
社交 / 家庭（0 ～ 28）		
治疗前	21.35±3.91	20.89±3.91
治疗后	22.37±3.61	21.12±4.07
情绪（0 ～ 24）		
治疗前	17.61±4.00	16.73±3.87
治疗后	21.49±2.21*#	17.99±2.07
功能状况（0 ～ 28）		
治疗前	17.87±4.93	17.35±4.87
治疗后	22.87±5.13*#	18.29±3.79
疲劳程度（0 ～ 52）		
治疗前	39.76±5.10	40.35±6.10
治疗后	46.78±5.07**##	40.92±5.62
总分（0 ～ 160）		
治疗前	120.31±20.15	119.65±18.99
治疗后	141.09±17.23**##	121.01±19.13

注：与试验组治疗前比较，* $P < 0.05$，** $P < 0.01$
与对照组治疗后比较，# $P < 0.05$，## $P < 0.01$

表 7-2　试验组和对照组焦虑及抑郁量表（HADS）评分

症状	试验组（ $n = 25$ ）	对照组（ $n = 23$ ）
焦虑		
治疗前	6.3±3.2	6.5±3.4
治疗后	4.1±2.9*#	6.1±3.2
抑郁		
治疗前	4.9±3.8	4.8±3.1
治疗后	3.1±2.8**##	4.6±2.9
总计		
治疗前	10.9±4.1	10.8±3.9
治疗后	7.1±3.1**##	9.8±3.4

注：与试验组治疗前比较，$*P < 0.05$，$**P < 0.01$
与对照组治疗后比较，$^{\#}P < 0.05$，$^{\#\#}P < 0.01$

表 7-3　试验组和对照组 EORTC QLQ-C30 评分

症状	试验组（ $n = 25$ ）	对照组（ $n = 23$ ）
疲劳		
治疗前	43.7±17.9	42.3±15.7
治疗后	31.1±18.1**##	40.2±16.8
疼痛		
治疗前	32.4±12.7	31.3±13.6
治疗后	29.3±14.6	30.7±17.3
睡眠障碍		
治疗前	56.5±21.8	55.8±22.6
治疗后	42.3±26.2**##	53.9±24.8

（续表）

症状	试验组（$n = 25$）	对照组（$n = 23$）
食欲不振		
治疗前	32.5±19.3	32.3±17.4
治疗后	24.3±18.4*#	30.3±16.5
便秘		
治疗前	31.1±11.4	32.5±12.8
治疗后	28.2±13.3	30.6±14.7
腹泻		
治疗前	12.9±10.9	12.7±10.5
治疗后	11.8±8.8	10.6±9.6

注：与试验组治疗前比较，* $P < 0.05$，** $P < 0.01$
与对照组治疗后比较，# $P < 0.05$，## $P < 0.01$

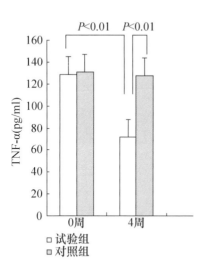

图 7-1　试验组和对照组给药前和
　　给药后 4 周 TNF-α 血浓度

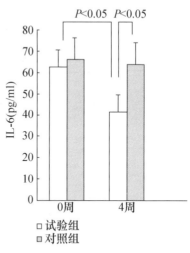

图 7-2　试验组和对照组给药前
　　和给药后 4 周 IL-6 血浓度

二、灵芝胶囊改善恶性肿瘤患者气血两虚症候

徐中伟等（2000）报告，120 例门诊或住院患者，临床确诊为恶性肿瘤并附有病理或细胞学诊断，经中医辨证属气血两虚者。男性 68 例，女性 52 例。年龄 29 ～ 84 岁，中位年龄 57.8 岁。包括胃癌 27 例，结肠癌 22 例，支气管肺癌 25 例，乳腺癌 21 例，鼻咽癌 5 例，膀胱癌 5 例，甲状腺癌 4 例，肾癌 4 例，恶性淋巴瘤 3 例，原发性肝癌 2 例，淋巴肉瘤和肾上腺癌各 1 例。患者在不中断原有治疗方法的情况下，每次口服灵芝胶囊（每粒含灵芝子实体提取物 0.25 g）2 粒，一日 3 次，连服 30 日为 1 疗程。气血两虚症状的确立根据《中药新药临床研究指导原则》，将气血两虚的症候标准互为融合，设观察方法如下。气虚证：①呼吸气短，②神疲乏力，③少气懒言，④纳谷少馨，⑤自汗。血虚证：①头晕眼花，②面色苍白，③心悸，④失眠。舌脉证：①舌质淡，②舌质胖或齿印，③脉虚弱，④脉细或芤。凡有气虚证 1 条，血虚证 1 条者；或气虚证 1 条，舌脉证 3 条者；或血虚证 1 条，舌脉证 3 条者即可诊断为气血两虚型。气血两虚症状轻重分级仍根据《中药新药临床研究指导原则》规定观察，所有患者在治疗前后各记录 1 次。疗效评定：根据上述症状轻重分级标准，按气虚证"＋"为 2 分，血虚证"＋"为 2 分，舌脉症"＋"为 1 分。每例患者均进行治疗前后症状轻重计算积分，同时按下列标准进行疗效评定。临床痊愈（治愈）：治疗后气血两虚证全部消失，舌脉证改善，大致正常；显效：治疗后症状积分下降 ≥ 2/3；有效：治疗后症状积分下降 1/3 ～ 2/3；无效：治疗后症状积分下降 ＜ 1/3 或症状无改变。结果：经 1 个月治疗后，患者的临床症状均有较大程度改善。按治后症状积分计算，120 例中治愈 0

例，显效 42 例（占 35%），有效 57 例（占 47.5%），无效 21 例（占 17.5%），总有效率为 82.5%。治疗前后积分比较显示，灵芝胶囊对改善肿瘤患者气血虚弱各种症候均有较好的治疗效果，其总有效率为 82.3% ～ 86.4%（表 7-4）。治疗期间观察及治疗后对部分患者进行随访，患者服药后未诉不良反应。结果指出，灵芝对气血两虚症所致神疲乏力有较好的改善效果，似有增加体力、改善睡眠的功效[20]。

表 7-4 治疗前后症状变化情况

症状	治疗前（例）	治疗后（例）	有效率（%）
呼吸气短	99	22	77.8
神疲乏力	118	16	86.4
少气懒言	56	20	64.2
纳谷少馨	110	50	54.5
自汗	94	27	71.2
头晕眼花	111	29	73.8
面色苍白	42	21	50.0
心悸	48	11	77.0
失眠	102	18	82.3

三、灵芝孢子粉胶囊对肿瘤放化疗患者的脾虚证的临床疗效

倪家源等（1997）报告，门诊和住院患者共 160 例，随机分为试验组 100 例（化疗 50 例、放疗 50 例）、对照组 60 例（化疗 30 例、放疗 30 例）。两组性别、年龄无明显差异。所有患者均经影像学与病理细胞学明确诊断为食管癌、肺癌、乳

腺癌等 12 种肿瘤，试验组与对照组病种分布也几无差异。中医辨证（脾虚证主症）：食欲减退，神疲懒言，肢体倦怠，食后腹胀，大便稀溏；舌淡；脉细无力。160 例均符合上述任何三项主症加舌象或脉象，其中属脾虚证五个主症前三症即"食欲减退，神疲懒言，肢体倦怠"者，试验组占 69%～87%，对照组占 76.7%～80%。试验组在常规放化疗前 3 天开始口服灵芝孢子粉胶囊，每次 0.4 g，一日 3 次，连续服用 1 个月为 1 疗程。对照组仅常规放化疗，不加用灵芝孢子粉，连续观察 1 个月。临床观察指标：中医脾虚证五大主症中任何三项加舌象或脉象的症状改善，采用中医证候积分法。生活质量采用 Karnofsky 生活质量评分法。同时进行实验室检查观察治疗前后外周血白细胞、淋巴细胞、血小板计数、免疫球蛋白水平。疗效判定标准如下：①显效：症状、体征明显改善，证候积分下降 ≥ 2/3，Karnofsky 生活质量评分提高 30 分，实验室客观检查指标改善 11%～20%。②有效：症状、体征有所改善，证候积分下降 ≥ 1/3（但未达 2/3），Karnofsky 生活质量评分提高 10 分，实验室客观检查指标改善 5%～10%。③无效：症状、体征无改善，证候积分下降 < 1/3，Karnofsky 评分无提高，客观检查指标无改善或下降。结果：试验组和对照组患者 Karnofsky 生活质量评分有效率（显效＋有效）分别为 91.0%、30.0%；中医证候积分法有效率分别为 86.0%、26.7%，脾虚证五个主症改善达有效以上的平均有效率分别为 73.9%、15.8%；前三大主症平均有效率分别为 87.4%、26.3%（表 7-5），两组各项有效率之间比较均有显著性差异。两组中部分癌种病例治疗前后的白细胞计数与血红蛋白量均有显著性差异（表 7-6）[21]。

表 7-5　两组患者脾虚证主症改善的效果比较

症状	试验组		对照组	
	治疗前例数	达有效以上例数	治疗前例数	达有效以上例数
食欲减退	69	61（88.4%）	46	14（30.4%）
神疲懒言	87	79（90.8%）	48	11（22.9%）
肢体倦怠	83	69（83.1%）	47	12（25.5%）
食后腹胀	12	6（50.0%）	6	0（0）
大便稀溏	14	8（57.1%）	7	0（0）

表 7-6　两组治疗前后部分血液学指标比较（$\bar{x}\pm s$）

项目		组别	例数	治疗前	治疗后	差数
肺癌	WBC（10^9/L）	试验组	10	3.93±0.48	4.77±0.43	0.76±0.53
		对照组	9	4.59±0.36	4.00±0.15	−0.70±0.29
	Hb（g/dl）	试验组	10	8.53±1.67	9.72±1.24	1.08±0.75
		对照组	9	8.00±0.66	7.33±1.17	−0.89±0.22
食管胃癌	WBC（10^9/L）	试验组	10	3.83±0.50	4.90±0.82	1.07±0.93
		对照组	10	4.45±1.04	3.62±0.49	−0.85±0.94
	Hb（g/dl）	试验组	10	8.23±1.67	10.08±8.91	1.85±0.86
		对照组	10	8.15±1.67	6.26±10.21	−1.89±1.92

第二节　灵芝减轻放疗与化疗毒副作用的研究

一、灵芝代泡剂减轻化疗引起的呕吐反应

周建等（2001）报告，309 例临床诊断为恶性肿瘤的中晚期患者，其中治疗组 155 例，对照组 154 例；两组患者入院时

全身状态、白细胞总数、粒细胞计数、食欲状况及化疗方案基本相似，化疗前白细胞总数比较，经统计学处理，无显著性差异（$P > 0.05$）。两组病例均以基本相同化疗方案、化疗程序及类似止吐药和升白细胞药物辅助，治疗组在化疗前3天开始泡饮灵芝子实体代泡剂，每次2～4g，一日2次，连用15～20日。疗效指标：①恶心呕吐分级：0级为无恶心呕吐，Ⅰ级为每日呕吐1～2次，Ⅱ级为每日呕吐3～4次，Ⅲ级为每日呕吐≥5次。②进食情况分度：Ⅰ度为几乎不能进食或食量少于正常一半，Ⅱ度为食量为正常一半，Ⅲ度为正常进食。③周围血象变化：化疗前及化疗后每隔3日检测，连测3～4次。结果：化疗后，治疗组呕吐反应分别为0级59例、Ⅰ级77例、Ⅱ级16例、Ⅲ级3例，而对照组分别为31例、92例、25例、6例，两组间有显著性差异（$P < 0.01$）。治疗组进食情况Ⅰ度17例、Ⅱ度81例、Ⅲ度57例，对照组分别为39例、74例、41例，两组间也有显著性差异（$P < 0.01$）。治疗组较对照组白细胞总数下降例数亦少。结果表明灵芝代泡剂能减轻化疗后呕吐反应，促进食欲，具有辅助治疗作用[22]。

二、薄芝糖肽注射液稳定肿瘤化疗患者血象

宋诸臣等（2006）将中、晚期恶性肿瘤78例随机分成两组。观察组：40例肿瘤患者应用薄芝糖肽注射液联合化疗药治疗，每日静脉滴注薄芝糖肽注射液4ml，连用3周。对照组：38例单纯化疗患者。两组化疗用药基本相似。结果可见，观察组化疗前后白细胞（WBC）、红细胞（RBC）、血红蛋白（HGB）、血小板（PLT）均无明显变化；而对照组化疗后WBC和其他外周血象均明显下降（表7-7）。观察组患者治疗

后神疲、乏力，食欲下降，恶心、呕吐，腹胀、便秘等全身不适症状明显改善，生活质量明显提高（表7-8）。可见薄芝糖肽注射液具有良好的稳定化疗患者血象，改善患者全身状况，以及提高患者生活质量的疗效[23]。

表 7-7　两组患者治疗前后血象变化情况（$\bar{x}\pm s$）

项目	观察组（40 例）		对照组（38 例）	
	治疗前	治疗后	治疗前	治疗后
WBC（10^9/L）	5.8±1.1	6.1±1.3	6.0±1.2	4.9±1.2
RBC（10^{12}/L）	4.3±0.7	4.6±0.04	4.2±0.5	3.6±0.1
HGB（g/L）	110±11	109±9	112±13	89±8
PLT（10^9/L）	215.7±11	215±19	223±20	194±21

表 7-8　两组患者治疗后临床症状改善情况［例数（%）］

观察项目	观察组	对照组
神疲、乏力	34（85.0）	10（26.3）
食欲下降	34（85.0）	11（28.9）
恶心、呕吐	37（92.5）	12（31.6）
腹胀、便秘	35（87.5）	9（23.7）
心悸	37（92.5）	5（15.6）
失眠	36（90.0）	4（10.5）

三、薄芝糖肽注射液预防宫颈癌患者的放化疗血液毒性

张迁（2011）报告，宫颈癌术后接受同步放化疗的患者28 例，依照临床病理分型及相关理化检查确定Ⅰ期 7 例，Ⅱ期 13 例，Ⅲ期 8 例。宫颈鳞状细胞癌 21 例，腺癌 6 例，小细

胞未分化癌1例。28例患者依照就诊的时间顺序平均分为薄芝组和对照组，每组14例，每组患者在年龄、病情分期、病理类型上无明显差异，具有可比性。对照组采用同步放化疗，放疗采用外照DT40～44 Gy/20～22 f然后缩小范围进行后程加速超分割治疗，每天2次，每次1.5 Gy，间隔4～6 h，至总剂量DT64～70 Gy/36～40 f。化疗方案为顺铂20 mg/m^2，每周1次，共4周。薄芝组在对照组的治疗方案基础上加用薄芝（薄树芝，*G.capense*）糖肽注射液4 ml溶入0.9%氯化钠注射液或5%葡萄糖注射液250 ml中，静脉滴注，每日1次，4周为1疗程。疗效评价：检测治疗前、治疗中每周及疗程结束后的外周血细胞计数数据，参照WHO血液毒性分级标准进行判断、统计，将放化疗后患者血液毒性分为4级，并观察临床症状及肝功能变化。薄芝组治疗前后血象无明显变化，血液毒性Ⅰ～Ⅲ级3例，即未因同步放化疗出现毒副作用。而对照组同步放化疗后白细胞、红细胞、血红蛋白、血小板均显著降低（表7-9），血液毒性Ⅰ～Ⅲ级10例，12例患者存在明显的神疲、乏力、食欲减退、恶心、呕吐等症状及肝功能异常。结果说明薄芝糖肽能保护骨髓，减轻放化疗血液毒性，改善临床症状并有保肝作用[24]。

表7-9 薄芝组和对照组患者治疗前后血象变化

组别		WBC（10^9/L）	RBC（10^{12}/L）	HGB（g/L）	PLT（10^9/L）
薄芝组	治疗前	8.11±0.61	4.59±0.14	114.12±5.1	211.08±14
	治疗后	7.99±0.70*	5.40±0.11*	120.07±4.9*	204.30±18*
对照组	治疗前	8.26±0.73	4.67±0.10	119.13±5.4	209.89±12
	治疗后	3.46±0.46	2.11±0.09	65.21±3.2	99.08±10*

$\bar{x}\pm s$；与对照组治疗后比较，*P＜0.05

四、破壁灵芝孢子粉治疗晚期结直肠癌，减轻患者化疗不良反应

王跃辉等（2014）报告，64 例晚期结直肠癌患者，均经细胞学或病理组织学证实；临床分期为 IV 期，至少有一个可观测病灶；美国东部肿瘤协作组（ECOG）评分 0 ～ 1 分；预期生存期＞ 6 个月。其中，男 38 例，女 26 例；年龄 32 ～ 70 岁，中位年龄 59 岁；结肠癌 39 例，直肠癌 25 例；病理类型均为腺癌；仅有 1 个部位转移者 26 例，其中肝转移 19 例，肺转移 5 例，盆腔局部复发 2 例；有 2 个及以上部位转移者 38 例。将患者分为两组，每组 32 例，治疗组口服破壁灵芝孢子粉（采用低温物理法破壁，破壁率＞ 90%），每次 10 g，每日 3 次，联合卡培他滨＋奥沙利铂（XELOX）方案化疗，对照组单独应用 XELOX 方案化疗。化疗 4 个周期后，对患者的近期疗效、不良反应和生活质量进行评价。结果显示，两组均未见完全缓解（CR）；治疗组和对照组部分缓解（PR）分别有 15 例和 12 例；稳定（SD）分别有 12 例和 6 例；病情进展（PD）分别有 5 例和 14 例，有效率分别为 46.9% 和 37.5%，两组间无显著性差异（$P > 0.05$）。治疗组疾病控制率（CR ＋ PR ＋ SD）84.4% 显著高于对照组（56.3%）（$P < 0.05$）。治疗组 1 ～ 2 级白细胞减少、恶心呕吐发生率均显著低于对照组（表 7-10）。治疗组 Karnofsky 生活质量评分指数提高 19 例、稳定 8 例、下降 5 例，对照组分别为 10 例、11 例、11 例，治疗组生活质量提高率为 59.4%，显著高于对照组的 31.3%（$P < 0.05$）。结果指出，破壁灵芝孢子粉联合 XELOX 方案化疗治疗晚期结直肠癌可提高疾病控制率，降低化疗不良反应，改善患者生活质量[25]。

图 7-3 总结了灵芝减轻化疗或放疗的毒副作用。

表 7-10 两组化疗不良反应发生率比较

不良反应	治疗组（$n=32$）		对照组（$n=32$）	
	1～2级	3～4级	1～2级	3～4级
白细胞减少	10	5	18	10
血小板减少	2	0	5	0
肝功能损害	1	0	1	0
恶心呕吐	11	2	19	6
腹泻	2	0	5	1
周围神经毒性	2	0	6	0
手足综合征	1	0	3	0

χ^2 检验，$P<0.05$

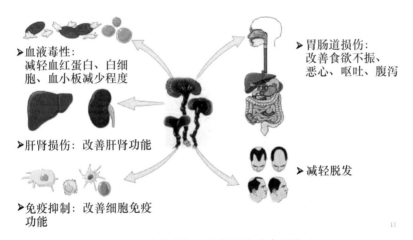

图 7-3 灵芝减轻化疗或放疗的毒副作用

第三节 灵芝辅助治疗肿瘤疗效的荟萃分析

荟萃分析（Meta-analysis）是用于比较和整合研究目的相同的不同研究结果的数理统计学方法，通过整合所有研究目的相同的有关研究的数据，可更精准地估计研究结果的意义，并有利于探索各研究结果的一致性及研究间的差异性，可获得接近真实情况的统计分析结果。常用于医药领域的研究结果的统计分析，评价药物的疗效。

最近，有几个灵芝辅助治疗肿瘤的临床荟萃分析结果综合统计分析灵芝的疗效。

Jin X 等（2012，2016）对 5 个灵芝（*Ganoderma lucidum*）辅助治疗肿瘤的随机对照试验报告，共 373 例患者的临床疗效进行追踪荟萃分析。结果发现，与单纯化疗/放疗相比，患者服用灵芝（4 个报告服用灵芝提取物制剂，1 个服用孢子粉制剂）后，有效率显著提高（RR 1.50；95%CI 0.90 ～ 2.51，$P = 0.02$）。免疫功能指标的检测结果显示，灵芝分别提高 CD3$^+$、CD4$^+$和 CD8$^+$的百分率 3.91%（95%CI 1.92% ～ 5.90%，$P < 0.01$）、3.05%（95%CI 1.00% ～ 5.11%，$P < 0.01$）和 2.02%（95%CI 0.21% ～ 3.84%，$P = 0.03$）。白细胞、NK 细胞活性及 CD4$^+$/CD8$^+$比值均略有升高。4 个报告结果显示，与对照组相比，灵芝组患者的生活质量亦有改善。仅 1 个报告中患者出现恶心和失眠的副作用。未见明显的血液或肝毒性报告。作者认为，尚无足够的证据证明灵芝是癌症的一线治疗药物。然而，考虑到灵芝有潜在的增强化疗/放疗效果和增强免疫的潜力，故灵芝可作为常规治疗的辅助用药[26-27]。

Linda Zhong 等（2019）对 23 个云芝（*Coriolus versicolor*）和灵芝（*Ganoderma lucidum*）类天然产品辅助治疗肿瘤的随机对照临床试验报告进行荟萃分析，其中，非小细胞肺癌 5 个报告，乳腺癌 3 个报告，胃癌和结肠直肠癌各 4 个报告，鼻咽癌 3 个报告，食管癌、直肠癌、胃肠癌和肝癌各 1 个报告，共涉及癌症患者 4246 例。结果如下所示。

（一）临床疗效

17 个试验报告共 3682 例进行生存率比较研究，与对照组比较，云芝和灵芝类产品显著降低死亡风险（HR：0.82；95% CI：0.72，0.94；$P = 0.005$），但亚组分析仅云芝显著降低死亡风险（HR：0.83；95% CI：0.71，0.98；$P = 0.030$，16 个报告），灵芝未能降低死亡风险（HR：0.81；95% CI：0.62，1.07；$P = 0.139$；3 个报告）。云芝和灵芝类产品的 9 个报告共 1883 例，临床总有效率（CR + PR）较对照组显著增高（RR：1.30；95% CI：1.09，1.55；$P = 0.003$）。亚组分析显示，灵芝组 7 个报告总有效率高于对照组（RR：1.31；95% CI：1.09，1.58；$P = 0.004$），但云芝组 2 个报告与对照组比较无显著性差异。与对照组比较，云芝和灵芝相关产品对非小细胞肺癌的总有效率显著增高（RR：1.55；95% CI：1.12，2.17；$P = 0.009$），但对结肠直肠癌（RR：1.20；95% CI：0.71，2.06；$P = 0.497$）、胃肠癌（RR：1.27；95% CI：0.79，2.04；$P = 0.329$）和鼻咽癌（RR：1.16；95% CI：0.91，1.47；$P = 0.238$）的总有效率未见显著增高。云芝和灵芝类产品的临床控制率（CR + PR + SD）仅非小细胞肺癌显著高于对照组（RR：1.18；95% CI：1.04，1.33；$P = 0.009$），结肠直肠癌、胃肠癌和鼻咽癌与对照组比较均无显著性差异。

（二）免疫调节

与对照组比较，云芝和灵芝类产品组患者的 CD3$^+$（MD：9.03%；95% CI：2.10，16.50；$P = 0.011$）和 CD4$^+$（MD：9.2%；95% CI：1.01，17.39；$P = 0.028$）显著升高，CD8$^+$和 CD4$^+$/CD8$^+$则无明显差异，NK 细胞（灵芝和云芝各 1 个报告）也无明显差异。亚组分析，灵芝（2 个报告）和云芝

（1个报告）显著升高 CD3$^+$和 CD4$^+$（$P < 0.001$），灵芝和云芝（各1个报告）显著降低 CD8$^+$（$P < 0.001$）。灵芝和云芝（各1个报告）升高结肠直肠癌、胃癌和非小细胞肺癌的 CD3$^+$，CD4$^+$和 CD4$^+$/CD8$^+$。

（三）Karnofsky 生活质量评分（KPS）变化

灵芝组（3个报告）KPS 总有效率（RR：1.66；95% CI：1.21，2.26；$P < 0.001$）和稳定率（RR：1.50；95% CI：1.09，1.16；$P = 0.001$）显著高于对照组。其中，非小细胞肺癌2个报告，KPS 总有效率（$P = 0.004$）和稳定率（$P < 0.001$）显著高于对照组，1个报告显示灵芝组结肠直肠癌患者的 KPS 变化与对照组相比无明显差异。分析结果指出，云芝和灵芝类产品对提高癌症患者的总体生存率、临床有效率和生活质量有潜在的好处[28]。

上述荟萃分析也指出，今后需要在不同地域，进行大样本和高质量的随机对照临床试验，进一步评价灵芝对不同类型和不同阶段的肿瘤辅助治疗效果。

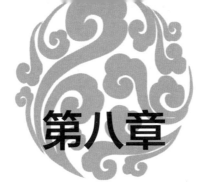

第八章

灵芝产品

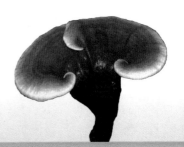

提示：

  本章介绍灵芝产品及其质量，包括灵芝子实体的质量、灵芝子实体提取物及其制剂，灵芝孢子粉的质量及其产品的特性，以及灵芝菌丝体的质量及其产品特性。

第一节　灵芝子实体产品

一、灵芝子实体的质量

灵芝子实体，有完整的，也有切成片的，还有的是磨成粉的。完整的灵芝子实体，可以从色泽、厚薄、质地上判定其好坏。原木栽培或代料栽培的灵芝子实体，一般于其边缘的淡黄色生长线刚刚消失，仅有少量孢子粉弹射出来时采收，这种刚成熟的子实体菌盖呈圆形或肾形，菌柄短，菌盖的背部或底部，也就是用放大镜能看到有管孔的部位，一般呈淡黄色或白色，菌盖较厚，质地坚硬。这种子实体包含了灵芝的所有成分，是真正的"全草"，用其作原料生产的产品最佳。已经大量弹射孢子粉的灵芝子实体，菌盖的背部呈灰白色，管孔较大，菌盖质地松软，质量差。

灵芝子实体切片可从其切面的密度来判断其质量，密度大的质量较好。灵芝子实体粉末肉眼较难判断其质量，且易被掺假。

灵芝子实体切片可用水煎服，通常要反复煎煮 2 ～ 3 次或直至药汁无灵芝特有的苦味时，方可倒掉药渣。如购买的是整个子实体，煎煮前应先将其切碎。

也可将子实体切碎后，用白酒浸泡 15 ～ 20 日，至酒呈棕红色后服用。用于养生保健时，可按每日 6 ～ 12 g（生药量），服用子实体煎剂或酒剂，也可遵医嘱服用。

二、灵芝子实体提取物及其制剂

灵芝子实体被制成药品或保健食品的制剂前均需先制成

灵芝子实体提取物（俗称灵芝精粉）。制备灵芝子实体提取物的第一步是制备流浸膏（1 ml 与原药材 1 g 相等）或浸膏（1 g 相当于原药材 2～5 g），然后，再进一步制成灵芝子实体提取物及其制剂。

灵芝流浸膏及浸膏的制备方法有水提取法、醇提取法和醇水混合提取法。

1. 水提取法

取干燥合格的灵芝子实体切碎、洗净后，放入夹层反应罐中，加水湿润并盖没至一定深度，以不超过夹层反应罐 2/3 体积为限，夹层通入蒸汽加热至沸，水提 3 小时，放出水提液。药渣再加水重复煮提 3 小时。将以上两次提取液过滤后合并，置真空浓缩罐中浓缩至流浸膏或浸膏备用。

2. 醇提取法

取干燥合格的灵芝子实体切碎洗净，放入有冷凝器回流装置的夹层反应罐中，加入 70% 浓度药用乙醇、浸没并超过药材一定高度，夹层罐蒸汽加热回流 2 小时，同法以 70% 及 60% 乙醇再回流提取 2 次。将三次回流液合并，静置 24 小时，吸取上清液减压回收乙醇，浓缩至每毫升含 1 g 生药量。在上述浓缩液中缓缓加入 95% 乙醇，不断搅拌，使含醇量达 70%。静置 24 小时以上，待沉淀完全后，吸取上清液，减压回收乙醇，浓缩至每毫升含 2 g 生药。在以上浓缩液中缓缓加入等量新煮热蒸馏水（70℃）和视需要加入适量防腐剂，不断搅拌均匀，3～5℃下静置 24 小时以上，待沉淀完全，过滤到滤液澄明，即得过滤浓缩液，减压浓缩至每毫升含生药 2～5 g 即成浸膏备用。

3. 醇水混合提取法

将灵芝子实体按上述方法处理好后先用醇提取法提取

后，其残渣再用水提取（或次序颠倒也可以）将两种提取液混合，减压浓缩即得既含醇溶性成分又含水溶性成分的流浸膏或浸膏。

将上述灵芝流浸膏或浸膏干燥、磨粉或喷雾干燥成粉，即得灵芝子实体水和（或）醇提取物，再进一步加工制成药品或保健食品制剂，如粉剂、片剂、胶囊、颗粒剂、口服液等。其中，药品用于防治疾病，说明书中列出其适应证或功能主治；保健食品用于养生保健，说明书中只列出其保健功能和适用人群。

灵芝子实体提取物制剂均经过提取、加工，质量好，容易被人体吸收、利用。购买此类产品时，应注意生产厂家、药品或保健食品的批准文号、生产日期和有效期、含量等。用时应仔细阅读药品或保健食品的说明书，按说明书规定的适应证或适用人群及用法、用量服用，或遵医嘱服用。

第二节　灵芝孢子粉产品

一、灵芝孢子粉质量

灵芝孢子粉是由成熟的灵芝子实体弹射的孢子堆积而成的。早在百余年前，人们在显微镜下就看到孢子的形态特征，并以此作为灵芝属真菌分类的一种依据。孢子是灵芝的生殖细胞，其功能是繁殖后代。在显微镜下，灵芝孢子呈淡褐色至黄褐色，内含一油滴，大小约为 $(8.5 \sim 11.2\ \mu m) \times (5.2 \sim 6.9\ \mu m)$，卵形，顶端常平截，双层壁，内孢壁淡褐色至黄褐色，有突起的小刺，外孢壁平滑，无色。灵芝孢子的双层壁是由几丁质和葡聚糖构成的，质地坚韧，耐酸碱，较难氧化分解。

灵芝孢子粉的质量与灵芝的栽培场所、栽培方法、采收方法和时间、包装、储存等许多因素有关。最为重要的是防止重金属、农药、环境污染；控制孢子粉采收的时间和量，采收时间过长，所获孢子粉虽多，但空壳率高，多瘪壳，质量差；储藏、运输过程中，要防止细菌和真菌污染等。

二、灵芝孢子粉产品

目前市场上销售的灵芝孢子粉产品主要是灵芝孢子粉、破壁灵芝孢子粉、灵芝孢子粉提取物和灵芝孢子油产品。消费者选购灵芝孢子粉类产品时，要注意选购有保健食品批号（"小蓝帽"标识）的产品，这些产品经过申报、审批，质量可控，安全有效。

（一）灵芝孢子粉

灵芝孢子粉未经过破壁可直接服用，其吸收利用情况尚不完全清楚。但从服用者粪便中可检出大量保持原来形态的孢子粉来看，口服灵芝孢子粉在胃肠道吸收不完全、可能会影响其功效。用水煎煮（提取）后，其有效成分析出，服用效果较好。与灵芝水煎剂不同的是，灵芝孢子粉或其水煎剂无灵芝提取物特有的苦味。

灵芝孢子粉每日服用量 2 g，或遵医嘱服用。

（二）破壁灵芝孢子粉

灵芝孢子粉经破壁处理后，所获的破壁灵芝孢子粉含灵芝孢子的全部成分（细胞内的活性成分、孢子油、破碎的细胞壁），口服较易吸收。一些研究指出，采用改良苯酚-硫酸法比较灵芝破壁与未破壁孢子多糖释放能力时，发现37℃水浴、沸水浴及水煮条件下，破壁比未破壁孢子的多糖释放量分别高118.4%、87.5%和69.6%。采用Somogyi铜试剂比色法和Folin酚法比较灵芝破壁孢子与未破壁孢子还原性糖和多肽的含量时发现，无论采用酸提、水提还是水煮的提取方式，破壁孢子粉提取液中还原性糖和多肽的含量均明显高于等量的不破壁孢子粉，且破壁孢子粉中还原性糖和多肽比不破壁孢子粉更易提取。破壁率为85%的孢子粉中检测到的四种三萜类含量高于未破壁的孢子粉。以乙醇为溶剂对灵芝孢子粉进行振荡浸提，醇提物依次用硅胶柱和高效液相色谱分析，未破壁孢子、60%～80%及99%破壁率孢子的醇提率分别为5%、25%、33%。药理研究也发现，灵芝孢子粉破壁后与破壁前相比，可明显增强二硝基氟苯（DNFB）诱导的小鼠迟发型过敏反应和血清溶血素反应，显示破壁灵芝孢子粉较未破壁者免疫活性增强[29]。

经破壁后，灵芝孢子中的油脂与破碎的细胞壁混在一起，在空气中极易氧化变质，加工制剂时，需进行抗氧化处理，最好是将一次服用量的破壁灵芝孢子粉密封包装成制剂使用。

破壁灵芝孢子粉每日服用量2 g，或遵医嘱服用。

（三）灵芝孢子油

灵芝孢子油是采用二氧化碳超临界提取工艺从灵芝孢子粉中提取的油脂，主要含脂肪酸、不饱和脂肪酸、甾醇类等，三萜类含量极微。灵芝孢子油暴露在空气中易氧化变质，需加入抗氧化剂如维生素E并密封于软胶囊中保存。如发现孢子油产品有异味，即不应再服用。

第三节　灵芝菌丝体产品

灵芝菌丝体可通过固体培养基或深层发酵培养生产，其所含有效成分及药效与灵芝子实体相似，如含多糖、甾醇类等，但三萜类含量很低。目前市场上以灵芝菌丝体为原料生产的产品较少。

灵芝深层发酵培养得到的灵芝菌丝体和发酵液可直接浓缩、干燥成粉，制成片剂、胶囊，也可用以上几种方法制备灵芝流浸膏及浸膏，并进一步制成制剂。

参考文献

［1］林志彬.灵芝的现代研究.4版.北京：北京大学医学出版社，2015.

［2］林志彬.灵芝从神奇到科学.3版.北京：北京大学医学出版社，2018.

［3］林志彬，杨宝学.灵芝的药理与临床.北京：北京大学医学出版社，2020.

［4］The United States Pharmacopeial Convention. *Ganoderma lucidum* fruiting body. Revision bulletin，2014.

［5］European Pharmacopoeia Commission. *Ganoderma lucidum*. Pharmeuropa 30.3，Reference：PA/PH/Exp. TCM/T（16）81 ANP，2018.

［6］Hua Luo，Dechao Tan，Bo Peng，et al. The Pharmacological Rationales and Molecular Mechanisms of *Ganoderma lucidum* Polysaccharides for the Therapeutic Applications of Multiple Diseases. The American Journal of Chinese Medicine，2022，50，（1）：1-38.

［7］Wah Cheuk，John K C Chan，Gerard Nuovo，et al. Regression of gastric large B-Cell lymphoma accompanied by a florid lymphoma-like T-cell reaction：immunomodulatory effect of *Ganoderma lucidum*（Lingzhi）. Int J Surg Pathol，2007，15（2）：180-186.

［8］吴亭瑶.一个机会，无限希望——从实务经验看灵芝辅助癌症治疗的契机.健康灵芝，2007，总36期：2-13.

［9］焉本魁，魏延菊，李育强.灵芝口服液配合化疗治疗中晚期非小细胞性肺癌临床观察.中药新药与临床药理，1998，9（2）：78-80.

［10］乔丽娟，张会乐，吴乐策.灵芝胶囊联合同步放化疗对宫颈癌并发人乳头瘤病毒感染患者免疫功能的影响.医药论坛杂志，2021，42（13）：11-15.

［11］齐元富，李秀荣，阎明，等.灵芝孢子粉辅助化疗治疗消化系统肿瘤的临床观察.中国中西医结合杂志，1999，19（9）：554-555.

［12］甄作均，陈应军，计勇，等.灵芝孢子对原发性肝癌术后复发影响的

研究.消化肿瘤杂志（电子版），2012，4（1）：40-43.

［13］崔屹，张明巍，吴蕾，等.伽马刀联合薄芝糖肽注射液治疗局部晚期肺癌疗效观察.武警后勤学院学报（医学版），2012，21（9）：682-684.

［14］Oka S，Tanaka S，Yoshida S，et al. Water-soluble extract from culture medium of *Ganoderma lucidum* mycelia suppresses the development of colorectal adenomas. Hiroshima J Med Sci，2010，59（1）：1-6. PMID：20518254.

［15］王怀瑾　刘艳娥　陈骏，等.中药灵芝煎剂治疗恶性肿瘤的临床研究.大连医科大学学报，1999，21（1）：29-31 转 43.

［16］林能俤，苏晋南，高益槐，等.灵芝提取物配合化疗治疗癌症 66 例分析.实用中医内科杂志，2004，18（5）：457-458.

［17］王跃辉，曲卓慧，赵卓勇.破壁灵芝孢子粉对非小细胞肺癌患者化疗前后免疫功能影响的临床观察.中国实用医药，2014，9（23）：20-21.

［18］甄作均，王峰杰，范国勇，等.灵芝孢子粉对肝细胞肝癌患者术后细胞免疫功能的影响.中华肝脏外科手术学电子杂志，2013，2（3）：171-174.

［19］Zhao H，Zhang Q，Zhao L，et al. Spore powder of *Ganoderma lucidum* improves cancer-related fatigue in breast cancer patients undergoing endocrine therapy: a pilot clinical trial. Evidence-Based Complementary and Alternative Medicine. Volume 2012，Article ID 809614，8 pages. doi：10.1155/2012/809614.

［20］徐中伟，周荣耀，卫洪昌.天安灵芝胶囊治疗气血两虚型恶性肿瘤 120 例临床观察.药学实践杂志，2000，18（4）：197-199.

［21］倪家源，王晓明，何文英.灵芝孢子粉胶囊对脾虚证肿瘤放化疗病人临床疗效的研究.安徽中医临床杂志，1997，9（6）：292-293.

［22］周建，邹祥新，周建春.灵芝代泡剂在肿瘤辅助治疗中的临床观察.江西中医药，2001，32（3）：30-32.

［23］宋诸臣，丛智荣，魏金芝.扶尔泰联合化疗治疗中、晚期恶性肿瘤临床观察.南通大学学报（医学版），2006，26（6）：474-475.

［24］张迁.薄芝糖肽联合同步放化疗治疗 Ⅰ～Ⅲ期宫颈癌的临床疗效观察.医学信息，2011，（2）：430-431.

［25］王跃辉，曲卓慧，秦英.破壁灵芝孢子粉联合希罗达联合奥沙利铂方

案化疗治疗晚期结直肠癌的临床观察 . 中国实用医药，2014，9（21）：
108-109.

[26] Jin X，Ruiz Beguerie J，Sze DMY，et al. *Ganoderma lucidum*（Reishi mushroom）for cancer treatment. Cochrane Database of Systematic Reviews，2012，Issue 6. Art. No.：CD007731. DOI：10.1002/14651858. CD007731.pub2.

[27] Jin X，Ruiz Beguerie J，Sze DMY，et al. *Ganoderma lucidum*（Reishi mushroom）for cancer treatment. Cochrane Database of Systematic Reviews，2016，Issue 4. Art. No.：CD007731. DOI：10.1002/14651858. CD007731.pub3.

[28] Linda Zhong，Peijing Yan，Wai Ching Lam，et al. *Coriolus Versicolor* and *Ganoderma Lucidum* Related Natural Products as an Adjunct Therapy for Cancers：A Systematic Review and Meta-Analysis of Randomized Controlled Trials. Front. Pharmacol，2019，10：703. DOI：10.3389/ fphar.2019.00703.

[29] 林志彬，王鹏云 . 灵芝孢子及其活性成分的药理研究 . 北京大学学报 （医学版），2006，38（5）：541-547.

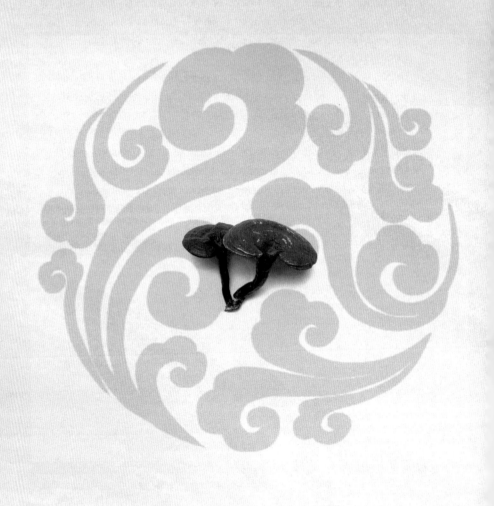

附 录

《中华人民共和国药典（2020 年版）》一部，195 页
灵芝 Lingzhi GANODERMA

本品为多孔菌科真菌赤芝 *Ganoderma lucidum*（Leyss.exFr.）Karst. 或紫芝 *Ganoderma sinense* Zhao，Xu et Zhang 的干燥子实体。全年采收，除去杂质，剪除附有朽木、泥沙或培养基质的下端菌柄，阴干或在 40 ～ 50℃烘干。

【性状】

赤芝　外形呈伞状，菌盖肾形、半圆形或近圆形，直径 10 ～ 18 cm，厚 1 ～ 2 cm。皮壳坚硬，黄褐色至红褐色，有光泽，具环状棱纹和辐射状皱纹，边缘薄而平截，常稍内卷。菌肉白色至淡棕色。菌柄圆柱形，侧生，少偏生，长 7 ～ 15 cm，直径 1 ～ 3.5 cm，红褐色至紫褐色，光亮。孢子细小，黄褐色。气微香，味苦涩。

紫芝　皮壳紫黑色，有漆样光泽。菌肉锈褐色。菌柄长 17 ～ 23 cm。

栽培品　子实体较粗壮、肥厚，直径 12 ～ 22 cm，厚 1.5 ～ 4 cm。皮壳外常被有大量粉尘样的黄褐色孢子。

【鉴别】

（1）本品粉末浅棕色、棕褐色至紫褐色。菌丝散在或粘结成团，无色或淡棕色，细长，稍弯曲，有分枝，直径 2.5～6.5 μm。孢子褐色，卵形，顶端平截，外壁无色，内壁有疣状突起，长 8～12 μm，宽 5～8 μm。

（2）取本品粉末 2 g，加乙醇 30 ml，加热回流 30 分钟，滤过，滤液蒸干，残渣加甲醇 2 ml 使溶解，作为供试品溶液。另取灵芝对照药材 2 g，同法制成对照药材溶液。照薄层色谱法（通则 0502）试验，吸取上述两种溶液各 4 μl，分别点于同一硅胶 G 薄层板上，以石油醚（60～90℃）-甲酸乙酯-甲酸（15∶5∶1）的上层溶液为展开剂，展开，取出，晾干，置紫外光灯（365 nm）下检视。供试品色谱中，在与对照药材色谱相应的位置上，显相同颜色的荧光斑点。

（3）取本品粉末 1 g，加水 50 ml，加热回流 1 小时，趁热滤过，滤液置蒸发皿中，用少量水分次洗涤容器，合并洗液并入蒸发皿中，置水浴上蒸干，残渣用水 5 ml 溶解，置 50 ml 离心管中，缓缓加入乙醇 25 ml，不断搅拌，静置 1 小时，离心（转速为每分钟 4000 转），取沉淀物，用乙醇 10 ml 洗涤，离心，取沉淀物，烘干，放冷，加 4 mol/L 三氟乙酸溶液 2 ml，置 10 ml 安瓿瓶或顶空瓶中，封口，混匀，在 120℃水解 3 小时，放冷，水解液转移至 50 ml 烧瓶中，用 2 ml 水洗涤容器，洗涤液并入烧瓶中，60℃减压蒸干，用 70% 乙醇 2 ml 溶解，置离心管中，离心，取上清液作为供试品溶液。另取半乳糖对照品、葡萄糖对照品、甘露糖对照品和木糖对照品适量，精密称定，加 70% 乙醇制成每 1 ml 各含 0.1 mg 的混合溶液，作为对照品溶液。照薄层色谱法（通则 0502）试验，吸取上述两种溶液各 3 μl，分别点于同一高效硅胶 G 薄层板上，以正丁醇-丙酮-水（5∶1∶1）为展开剂，展开，取出，晾干，喷以对氨基苯甲酸溶液（取 4- 氨基苯甲酸 0.5 g，溶于冰醋酸 9 ml 中，加水 10 ml 和 85% 磷酸溶液 0.5 ml，混匀），在 105℃加热约 10 分钟，置紫外光灯（365 nm）下检视。供试品色谱中，在与对照品色谱相应的位置上，显相同颜色的荧光斑点。其中最强荧光斑点为葡萄糖，甘露糖和半乳糖荧光斑点强度相近，位于葡萄糖斑点上、下两侧，木糖斑点在甘露糖上，荧光斑点强度最弱。

【检查】

水分　不得过 17.0%（通则 0832 第二法）。

总灰分　不得过 3.2%（通则 2302）。

【浸出物】

照水溶性浸出物测定法（通则 2201）项下的热浸法测定，不得少于 3.0%。

【含量测定】

多糖对照品溶液的制备　取无水葡萄糖对照品适量，精密称定，加水制成每 1 ml 含 0.12 mg 的溶液，即得。

标准曲线的制备　精密量取对照品溶液 0.2 ml、0.4 ml、0.6 ml、0.8 ml、1.0 ml、1.2 ml，分别置 10 ml 具塞试管中，各加水至 2.0 ml，迅速精密加入硫酸蒽酮溶液（精密称取蒽酮 0.1 g，加硫酸 100 ml 使溶解，摇匀）6 ml，立即摇匀，放置 15 分钟后，立即置冰浴中冷却 15 分钟，取出，以相应的试剂为空白，照紫外-可见分光光度法（通则 0401），在 625 nm 波长处测定吸光度，以吸光度为纵坐标，浓度为横坐标，绘制标准曲线。

供试品溶液的制备　取本品粉末约 2 g，精密称定，置圆底烧瓶中，加水 60 ml，静置 1 小时，加热回流 4 小时，趁热滤过，用少量热水洗涤滤器和滤渣，将滤渣及滤纸置烧瓶中，加水 60 ml，加热回流 3 小时，趁热滤过，合并滤液，置水浴上蒸干，残渣用水 5 ml 溶解，边搅拌边缓慢滴加乙醇 75 ml，摇匀，在 4℃放置 12 小时，离心，弃去上清液，沉淀物用热水溶解并转移至 50 ml 量瓶中，放冷，加水至刻度，摇匀，取溶液适量，离心，精密量取上清液 3 ml，置 25 ml 量瓶中，加水至刻度，摇匀，即得。

测定法　精密量取供试品溶液 2 ml，置 10 ml 具塞试管中，照标准曲线制备项下的方法，自"迅速精密加入硫酸蒽酮溶液 6 ml"起，同法操作，测定吸光度，从标准曲线上读出供试品溶液中无水葡萄糖的含量，计算，即得。

本品按干燥品计算，含灵芝多糖以无水葡萄糖（$C_6H_{12}O_6$）计，不得少于 0.90%。

三萜及甾醇　对照品溶液的制备　取齐墩果酸对照品适量，精密称定，加甲醇制成每 1 ml 含 0.2 mg 的溶液，即得。

标准曲线的制备　精密量取对照品溶液 0.1 ml、0.2 ml、0.3 ml、0.4 ml、0.5 ml，分别置 15 ml 具塞试管中，挥干，放冷，精密加入新配制的香草醛冰醋酸溶液（精密称取香草醛 0.5 g，加冰醋酸使溶解成 10 ml，即得）0.2 ml、高氯酸 0.8 ml，摇匀，在 70℃水浴中加热 15 分钟，立即置冰浴中冷却 5 分钟，取出，精密加入乙酸乙酯 4 ml，摇匀，以相应试剂为空白，照紫外-可见分光光度法（通则 0401），在 546 nm 波长处测定吸光度，以吸光度为纵坐标、浓度为横坐标绘制标准曲线。

供试品溶液的制备　取本品粉末约 2 g，精密称定，置具塞锥形瓶中，加乙醇 50 ml，超声处理（功率 140 W，频率

42 kHz）45 分钟，滤过，滤液置 100 ml 量瓶中，用适量乙醇，分次洗涤滤器和滤渣，洗液并入同一量瓶中，加乙醇至刻度，摇匀，即得。

测定法 精密量取供试品溶液 0.2 ml，置 15 ml 具塞试管中，照标准曲线制备项下的方法，自"挥干"起，同法操作，测定吸光度，从标准曲线上读出供试品溶液中齐墩果酸的含量，计算，即得。

本品按干燥品计算，含三萜及甾醇以齐墩果酸（$C_{30}H_{48}O_3$）计，不得少于 0.50%。

【性味与归经】

甘，平。归心、肺、肝、肾经。

【功能与主治】

补气安神，止咳平喘。用于心神不宁，失眠心悸，肺虚咳喘，虚劳短气，不思饮食。

【用法与用量】

6 ～ 12 g。

【贮藏】

置干燥处，防霉，防蛀。